La Bouche et les Dents

Hygiène - Maladies - Traitement

Par le Dr P. ROSENTHAL

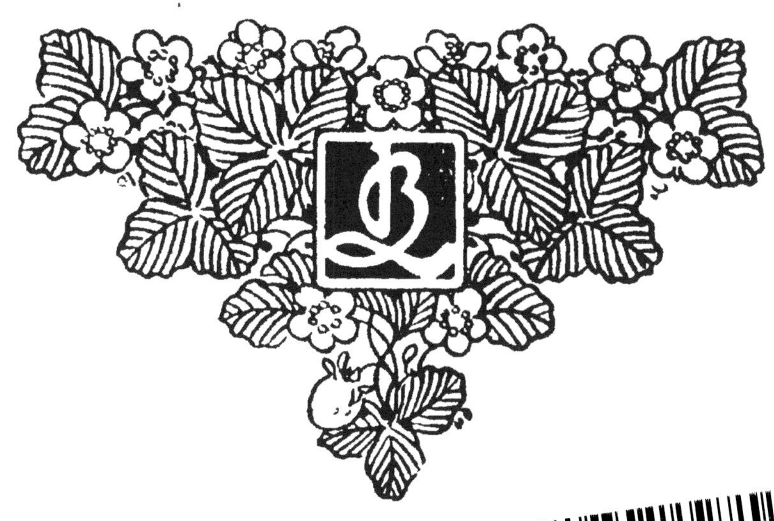

Bibliothèque Larousse

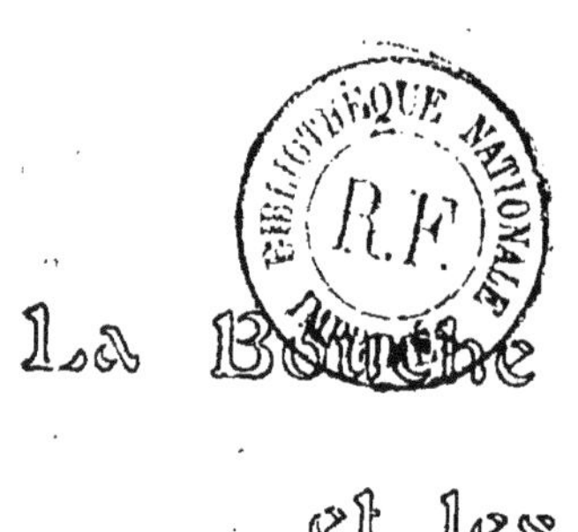

La Bouche

et les Dents

La Bouche et les Dents

Hygiène = Maladies
Traitement

Par le Dr P. ROSENTHAL

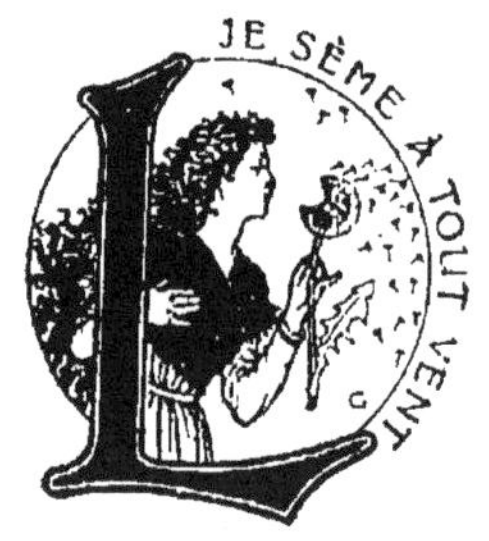

28 Gravures

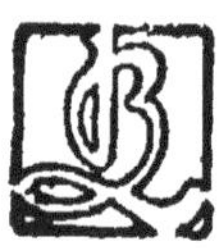

Bibliothèque Larousse
Paris. — 13-17, Rue Montparnasse

A MON MAITRE,

M. MAURICE WISNER,

QUI M'A FAIT AIMER L'ART DENTAIRE,

EN TÉMOIGNAGE DE PROFONDE GRATITUDE

JE DÉDIE CE TRAVAIL.

P. R.

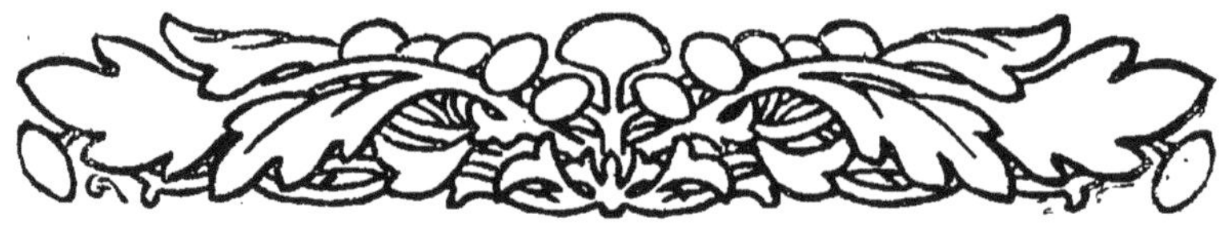

LA BOUCHE ET LES DENTS

Introduction

De nos jours, l'hygiène de la bouche est plus répandue qu'autrefois; mais elle est encore très imparfaitement pratiquée. Bien des gens la considèrent comme un simple soin de coquetterie. La toilette dentaire est en général fort mal faite et pas aussi fréquemment qu'il le faudrait. On croit avoir tout fait lorsque, le matin, on a passé la brosse sur les dents; la plupart du temps on se borne à nettoyer les dents apparentes, les canines et les incisives, à entretenir la façade; on laisse, pendant vingt-quatre heures, les microbes s'accumuler et se développer, les liquides organiques fermenter, les particules alimentaires séjourner et pourrir dans les interstices des dents. On emploie au petit bonheur poudres, pâtes, élixirs, eaux dentifrices.

Pour les enfants c'est encore pis : l'usage de la brosse est absolument inconnu de la plupart d'entre eux. On voit souvent des bambins pomponnés, bichonnés, frisés, astiqués, reluisants comme des sous neufs — et ces mêmes petits vous exhibent des mâchoires démantelées, sur lesquelles se dressent de lamentables chicots et quelques dents ensevelies dans le tartre. La fâcheuse indifférence des parents tient à ce fait qu'ils croient inutile de soigner les dents de lait destinées à disparaître. C'est là, on le verra plus loin, une grave erreur dont les pauvres gosses supportent les douloureuses conséquences : névralgies, ulcérations de la langue, multiples infections de la muqueuse buccale, mauvaises digestions, tout cela est imputable à la négligence ou plutôt à l'ignorance des parents et des maîtres.

Veut-on quelques chiffres à l'appui? Voici les résultats d'une inspection récemment faite dans les écoles de Strasbourg : sur 10 000 enfants examinés, 430 seulement avaient une denture intacte; 5 219 dents manquaient déjà et, des 200 605 dents subsistantes, 102 456 étaient cariées! Chez tous ces écoliers les soins de la bouche étaient nuls ou à peu près.

Cela indique la nécessité d'une *éducation dentaire*. Nous avons essayé d'en exposer les éléments sous une forme accessible à tous. Notre but, en écrivant ces pages, a été de faire connaître à nos lecteurs les moyens d'entretenir leurs dents robustes, à nos lectrices de conserver le charme de leur sourire et la suave pureté de leur haleine, aux mères de sauvegarder la santé des petits êtres qui leur sont si chers; à tous enfin d'éviter autant que possible les misères des affections du tube digestif — les gastrites, les dyspepsies qui assombrissent et abrègent l'existence et qui bien souvent dépendent de l'état des dents.

Dans cet opuscule, on verra ce qu'est le système dentaire, ses caractères et rapports anatomiques, sa fonction, ses maladies et les règles à suivre pour s'en préserver; à l'arrière-plan, on apercevra le *deus ex machina* qui trop souvent est appelé à dénouer le drame dentaire — le chirurgien-dentiste appliquant à son art les ressources des sciences médicales, physiques et chimiques, déployant les artifices nombreux et ingénieux de l'obturation, de la restauration et de la prothèse.

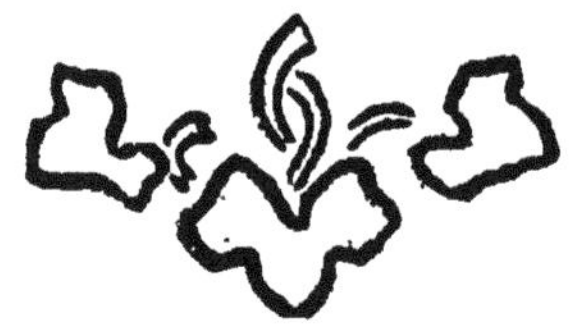

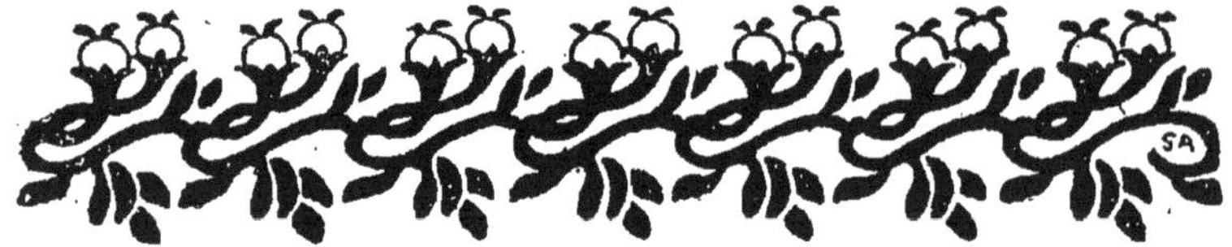

Première Section

Organes et Fonctions

La Bouche.

La bouche est la région anatomique qui, autant et souvent plus que les yeux, contribue à donner son expression à la face, à l'émouvoir et à l'individualiser. C'est elle qui rend une physionomie vulgaire ou distinguée, dure ou reposée, bestiale ou douce. Toutes les passions humaines, les plus élevées comme les plus basses, sont exprimées par la courbe des lèvres et pour ainsi dire inscrites dans leurs replis. Un mouvement des lèvres, un frémissement presque imperceptible, c'est le désir, le dédain, c'est le sourire de la femme, c'est l'apparition d'une superbe rangée de perles dans un vivant écrin rose.

La bouche et les dents constituent aussi l'organe par excellence de la vie sociale par leur rôle important dans l'émission de la voix, par les modifications de timbre et de ton que lui impriment la disposition et l'intégrité des dents.

Enfin, — et c'est la fonction qui prime toutes les autres, — la cavité buccale est un laboratoire où les aliments subissent les premières des transformations chimiques qui les rendent propres à être assimilés par les tissus de l'organisme.

Cet appareil, si mobile et si complexe, est mis en jeu par l'action combinée de muscles insérés sur une charpente osseuse, et il est constitué par des muqueuses, un système de glandes, d'artères, de veines et de nerfs, que nous allons rapidement décrire.

Les mâchoires. — Le squelette de la bouche est principalement constitué par les os les plus importants de la face : les deux maxillaires supérieurs et le maxillaire inférieur (*fig.* 1 à 3).

A. — Le **maxillaire supérieur** a la forme d'une pyramide triangulaire dont la base répond aux fosses nasales. Il est évidé par une vaste cavité qui porte le nom de *sinus maxillaire,* dont l'orifice tapissé par la muqueuse pituitaire est situé sur la paroi externe des foses nasales. Au-dessous de cet orifice est une saillie osseuse, l'*apophyse palatine,* qui fait partie du plancher des fosses nasales et forme presque en totalité la voûte palatine. Les apophyses palatines des deux maxillaires se réunissent derrière les incisives centrales et circonscrivent un canal par où passent les vaisseaux et les nerfs destinés à la partie antérieure de la voûte palatine.

La face du maxillaire correspondante à la joue est creusée de deux fossettes, la *fosse canine* et la *fossette myrtiforme,* séparées par la saillie osseuse que forme la racine de la canine. La dernière cavité est située en avant, au-dessus des canines. Cette face est en outre percée du *trou sous-orbitaire* par où passent les vaisseaux et le nerf de même nom. A un centimètre en arrière du trou sous-orbitaire, dans l'épaisseur de la paroi antérieure du sinus, naît un étroit canal qui vient se ramifier au niveau des alvéoles des deux incisives et de la canine et leur amène leurs vaisseaux et leur nerf. Les vaisseaux et le nerf destinés aux molaires

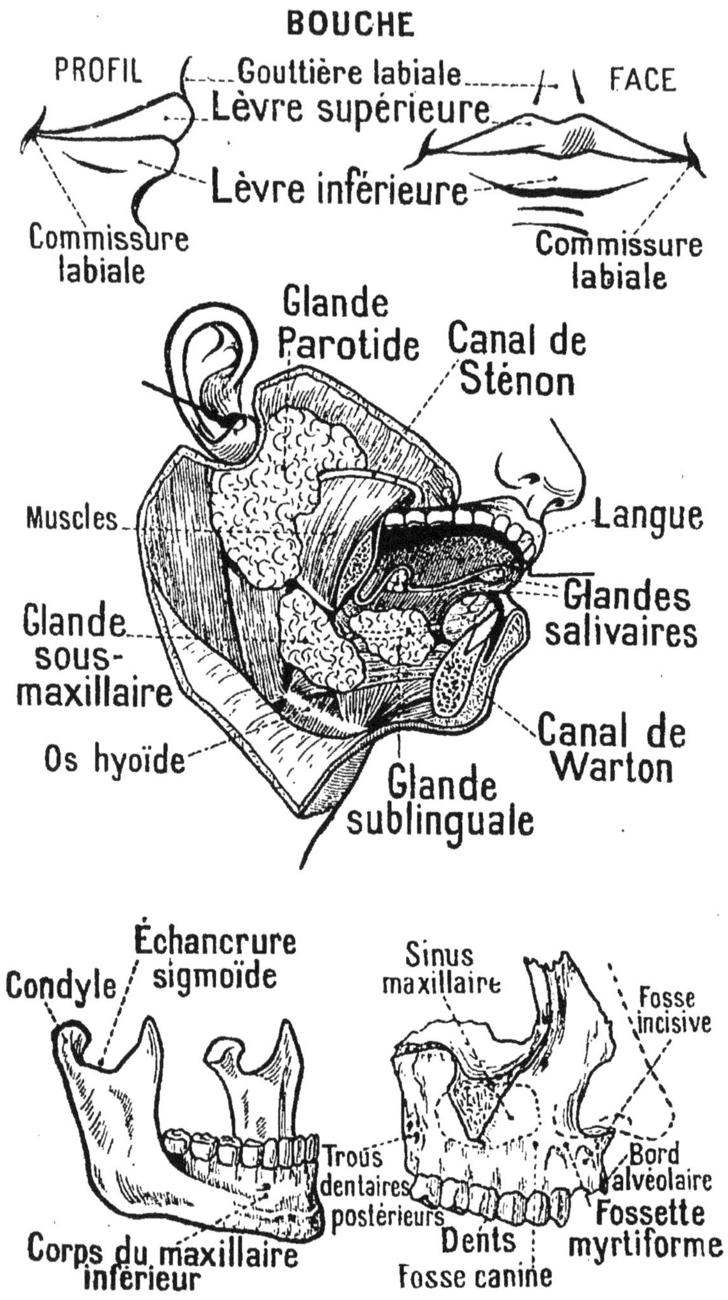

BOUCHE

PROFIL
Gouttière labiale
FACE
Lèvre supérieure
Lèvre inférieure
Commissure labiale
Commissure labiale

Glande Parotide
Canal de Sténon
Muscles
Langue
Glandes salivaires
Glande sous-maxillaire
Os hyoïde
Canal de Warton
Glande sublinguale

Échancrure sigmoïde
Condyle
Sinus maxillaire
Fosse incisive
Trous dentaires postérieurs
Bord alvéolaire
Fossette myrtiforme
Dents
Corps du maxillaire inférieur
Fosse canine

Fig. 1, 2, 3. — Anatomie de la bouche.

sont logés dans deux ou trois canaux creusés dans l'épaisseur de la face postérieure de l'os.

L'**arcade alvéolaire** a l'aspect d'un demi-arc et sert de base d'implantation aux dents. Son bord inférieur, aux parois fragiles, est creusé d'alvéoles qui reçoivent les racines des dents. Les deux maxillaires supérieurs constituent en s'unissant l'arcade alvéolaire complète, de forme très variable.

B. — La **mâchoire inférieure** se compose d'un seul os, le *maxillaire inférieur,* ressemblant à un fer à cheval et dont les deux extrémités ou branches se relèvent et forment avec le corps de l'os un angle presque droit.

La face externe ou antérieure du corps du maxillaire est relevée en son milieu par une saillie verticale, la *symphyse mentonnière,* due à la soudure des deux maxillaires primitifs; en bas est l'*éminence mentonnière,* plus prononcée que la précédente. Les vaisseaux et le nerf du menton passent par le *trou mentonnier*, creusé à 3 centimètres de la symphyse et qui se rapproche du bord alvéolaire avec l'âge.

Les faces externe et interne du maxillaire inférieur sont hérissées de lignes saillantes et d'éminences où s'insèrent les muscles des lèvres, du menton et du cou; la face interne présente en outre une petite fossette qui renferme la glande salivaire sublinguale.

Le bord supérieur ou *arc alvéolaire inférieur* est horizontal; il loge les dents inférieures. Le bord inférieur ou *arc maxillaire* est mousse dans sa partie postérieure; il est souvent déprimé en gouttière par le passage de l'artère faciale.

Les branches montantes du maxillaire, également hérissées de lignes rugueuses d'insertions musculaires, sont percées au centre de leurs faces internes d'un large orifice où commence le *canal dentaire inférieur,* par où passent les vaisseaux et le nerf dentaires inférieurs et qui parcourt tout le maxillaire. A la hauteur de la deuxième prémolaire, ce conduit se bifurque pour former : 1° le *canal mentonnier*, qui aboutit au trou mentonnier et contient les vaisseaux et le nerf du menton; 2° le *canal incisif*, portant les vaisseaux et le nerf incisifs; il passe au-dessous de l'incisive et de la canine et va aboutir au sommet de l'alvéole de l'incisive centrale.

Le maxillaire inférieur est articulé avec le crâne par des condyles, crochets ovales et lisses, supportés par des portions rétrécies ou *cols des condyles*. Les condyles sont reçus dans des cavités creusées dans les os de la tempe et réunis à des crochets analogues que portent les temporaux par l'intermédiaire d'un cartilage en forme de lentille, le *ménisque*, moulé sur les condyles et relié au crâne par des ligaments.

L'articulation temporo-maxillaire est une des plus intéressantes de l'anatomie humaine. Sa description excéderait le cadre de cet ouvrage, mais il est nécessaire d'examiner les mouvements que ce mode d'union permet à la mâchoire d'accomplir, et grâce auxquels s'effectuent les diverses opérations de la mastication.

Le maxillaire inférieur est, en effet, le seul os mobile de la face. Il est le siège de trois sortes de mouvements complexes qui ont leur point de départ dans l'articulation :

1° Un mouvement d'abaissement et d'élévation qui ouvre et ferme la bouche;

2° Un mouvement de latéralité : la mâchoire se meut de droite à gauche et de gauche à droite; c'est à proprement parler la mastication (trituration, lacération, broyage des aliments);

3° Un mouvement de propulsion et de rétraction : la mâchoire se jette en avant et en arrière.

Quelquefois, lorsque, par exemple, on mâche un aliment le coude fixé sur la table et le menton dans la paume de la main, c'est la tête tout entière qui effectue les mouvements, alors que la mâchoire inférieure reste immobile.

L'os qu'on vient d'étudier est le maxillaire inférieur de l'adulte. Mais sa forme varie avec les individus, avec les races et avec l'âge. Il est plus ou moins proéminent, plus ou moins élevé, plus ou moins anguleux, plus ou moins fuyant. Chez l'enfant, la branche montante est fuyante en arrière et l'angle effacé. Chez le vieillard, le bord alvéolaire, dépourvu de ses dents, s'affaisse, s'use et se résorbe; le bord inférieur est irrégulier, sinueux, l'angle plus obtus.

C. — La cavité buccale compte encore deux autres os, les *os palatins,* placés en arrière des maxillaires supérieurs et qui forment la partie supérieure de la voûte palatine.

Les Parties molles de la bouche.

Maintenant que nous connaissons sa structure osseuse, examinons la bouche dans toutes ses parties.

La bouche est divisée en deux compartiments par les arcades dentaires : 1° le *vestibule*, délimité par les dents, les lèvres et les joues; 2° la *bouche proprement dite,* située derrière les dents.

Le vestibule. — Le vestibule, qui a la forme d'un fer à cheval, est tapissé en arrière par la muqueuse des gencives, en avant par la muqueuse des lèvres et des joues. Le point de rencontre de ses deux parois forme la *gouttière vestibulaire*, au milieu de laquelle se trouve un repli qui constitue le *frein de la lèvre*. Dans le vestibule s'ouvre la plus importante des glandes salivaires, la glande parotide.

Lèvres. — La peau des lèvres, riche en follicules pileux, présente en son milieu une dépression surtout marquée à la lèvre supérieure et qui porte le nom de *gouttière labiale*. Les deux bords libres des lèvres circonscrivent l'*orifice buccal*. La muqueuse buccale couvre leur face postérieure et se réfléchit sur les gencives. Les deux lèvres se réunissent en dehors par la *commissure* labiale. Elles sont constituées par des muscles recouverts d'une enveloppe muqueuse. Les muscles superficiels servent à ouvrir les lèvres. Ce sont : le *canin*, les *élévateurs superficiel* et *profond*, pour la lèvre supérieure; le *carré du menton*, pour la lèvre inférieure; les muscles de la *commissure*, comme les deux *zygomatiques*, le *risorius Santorini* (muscle du sourire), le *buccinateur* (muscle qui sert à souffler, à jouer de la trompette), le *triangulaire des lèvres*. L'*orbiculaire des lèvres* forme un anneau musculaire autour de la fente buccale et sert à la fermer, de la même façon qu'un cordon ferme une bourse. Ces muscles sont mis en mouvement par le nerf facial.

La muqueuse des lèvres est extrêmement riche en glandes salivaires, qui ont la forme de petites grappes, et s'ouvrent à sa surface. Les artères et les veines des lèvres proviennent de l'artère et de la veine faciales. Les nerfs sensitifs sont des branches des nerfs maxillaires.

Les lèvres saisissent les aliments et les ramènent sous les dents.

Joues. — La joue est formée par la peau, des muscles, dont le principal est le buccinateur, et une muqueuse, qui renferme un grand nombre de glandes salivaires en grappe. Elle est irriguée par les artères et veines de la face et innervée par le nerf facial et le nerf maxillaire supérieur.

Les joues rassemblent les aliments sous les dents.

La bouche proprement dite. — La cavité buccale est limitée en avant et sur les côtés par les arcades dentaires, en haut par la voûte palatine, en bas par la langue et le plancher buccal, en arrière par le voile du palais, les amygdales et le pharynx.

Sa paroi antérieure est formée par les dents et les gencives, sur lesquelles nous reviendrons plus loin. La voûte du palais, concave et tapissée par une muqueuse très épaisse, constitue sa paroi supérieure. Le *plancher de la bouche* présente la saillie de la langue et est constitué par des muscles qui forment comme une sangle tendue entre la bouche et le cou. Le plancher de la bouche est revêtu d'une muqueuse très mince et contient beaucoup de glandes salivaires.

La langue. — La langue est l'organe du goût et remplit en même temps un rôle moteur, assuré par le jeu de dix-sept muscles. Elle a la forme d'un cône aplati. Sa face supérieure, rugueuse, est creusée d'un sillon médian et limitée en arrière par deux rangées de saillies, réunies en forme de V. Au milieu de la face inférieure lisse se trouve un sillon qui aboutit en bas au frein de la langue; sur le côté de cette face, une ligne bleuâtre marque le passage des veines.

La langue est fixée au maxillaire inférieur, à l'os hyoïde, au temporal, au voile du palais, à la paroi pharyngienne et à l'épiglotte.

Normalement, la muqueuse linguale est d'une couleur blanc rosé sur le dos de la langue, rouge sur ses bords, rose sur sa face inférieure. Sa face supérieure est hérissée de saillies formées par les *papilles* gustatives, baignées et nettoyées par un liquide séreux que sécrètent les *glandes du goût*, situées autour du V lingual. La langue contient, en outre, de nombreuses glandes muqueuses et salivaires, qui s'ouvrent à sa pointe. Elle est pourvue d'un système artériel et veineux très important.

Par la sensibilité gustative de la langue, nous connaissons la saveur des aliments; mais elle est douée aussi d'une sensibilité tactile, grâce à quoi nous apprécions leur consistance et leur chaleur.

Les Dents.

Les dents, ces bâtonnets durs et blanchâtres qui ont toute l'apparence de productions osseuses et qu'on a longtemps considérés comme telles, sont en réalité de la même nature que les poils et les ongles, c'est-à-dire que, de même que ces derniers sont produits par les tissus de la peau, les dents sont produites par la muqueuse buccale. Pour être plus exact, il faudrait dire que tous les tissus de la mâchoire, y compris le tissu osseux, prennent part à la formation de la dent.

Composition des dents. — La dent est constituée par une masse molle, la *pulpe dentaire,* protégée par des tissus durs : l'ivoire, l'émail et le cément. La cavité de la dent occupée par la pulpe est appelée la *chambre pulpaire* (*fig.* 4).

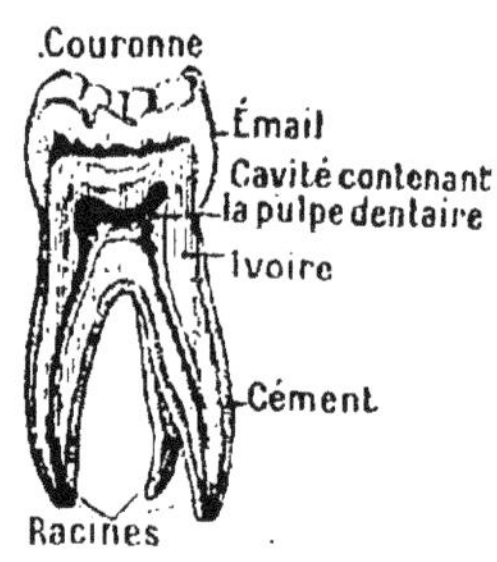

Fig. 4. — Coupe d'une molaire.

L'*ivoire* ou *dentine,* qui est le principal élément de la dent, enveloppe la pulpe. Il est blanc jaunâtre, dur, compact, et sa composition chimique est analogue à celle de l'os (phosphates de chaux et de magnésie, carbonate de chaux, sels solubles, matières organiques). L'ivoire est parcouru par des canalicules ondulés, qui partent en rayonnant du centre vers la périphérie de la dent et mesurent 2 millièmes de millimètre de largeur. Ces canalicules contiennent des filaments mous ou *fibres de Tomes,* qui sont en rapport avec les terminaisons nerveuses de la pulpe et auxquels la dentine doit sa sensibilité.

Sur la couronne, l'ivoire est recouvert par un corps dur, compact, blanc, à reflets bleuâtres, l'*émail.* On le qualifie d'*adamantin* parce que sa dureté rappelle celle du diamant. Il est surtout épais près de la face triturante de la dent et son épaisseur diminue à mesure qu'on approche du collet. Il est composé de phosphate et de carbonate de chaux, de phosphate de magnésie, de matières organiques, de sels solubles et de graisse. Sur une coupe, il paraît fortement strié.

Le *cément* recouvre la racine de la dent. Opaque, jaunâtre, il a la structure et la composition du tissu osseux.

La *pulpe dentaire* est la partie noble, l'organe vital de la dent. C'est une masse rougeâtre, très sensible, constituée par du tissu conjonctif, des vaisseaux et des terminaisons nerveuses. Avec l'âge, l'ivoire se développe aux dépens de la pulpe; celle-ci s'atrophie, se flétrit, et la dent morte, de teinte bleuâtre, finit par se résorber en partie; elle ne remplit plus son alvéole et tombe. C'est de la sorte que disparaissent normalement les dents permanentes.

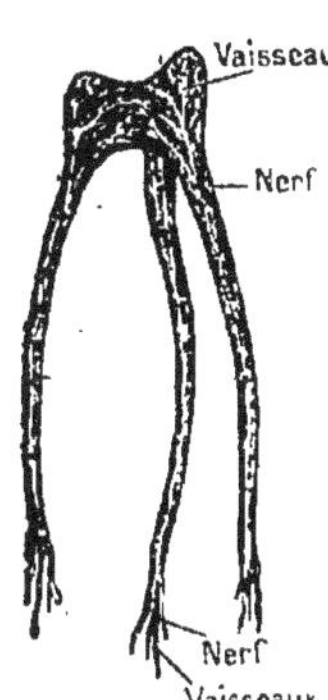

Fig. 5. — Pulpe dentaire d'une molaire.

La chambre pulpaire se termine par un canal, le *canal radiculaire* qui, après avoir traversé longitudinalement la racine, livre passage, à son extrémité, aux vaisseaux amenant et ramenant le sang ainsi qu'aux nerfs. Les vaisseaux se ramifient à l'intérieur de la pulpe (*fig.* 5).

Forme des dents. — Les dents ont toutes une forme conique, simple ou composée, c'est-à-dire formée par l'accolement de deux cônes (prémolaires), de trois ou quatre cônes (molaires).

Chaque dent est constituée par une partie visible ou *couronne* et une partie cachée dans l'alvéole ou *racine*. Le point de réunion de la racine et de la couronne se nomme le *collet* de la dent.

La forme des dents varie suivant le travail qu'elles sont appelées à accomplir. On les distingue en incisives, canines, prémolaires et molaires (*fig.* 6).

Les incisives. — Chaque mâchoire est armée de quatre incisives ou dents coupantes. Leur couronne a la forme d'un bec de flûte; elles ont une seule racine; aplaties d'avant en arrière, leur face linguale est concave, leur face labiale convexe. La racine est conique, plus ou moins rectiligne, aplatie latéralement.

Les quatre incisives supérieures sont plus volumineuses que les inférieures.

Les canines. — Les quatre canines (deux en haut, deux en bas), situées entre les incisives latérales et les premières prémolaires, sont les plus longues et les plus résistantes de toutes les dents. Elles réalisent parfaitement le type conique et se terminent en pointe mousse. Elles rappellent, par leur forme et par leur fonction, les crocs des carnassiers et les défenses du sanglier (les défenses de l'éléphant sont des incisives). Les canines supérieures sont plus longues et plus solidement implantées que les canines inférieures. Leur racine, unique, en général dirigée en arrière et en dehors, est deux fois plus longue que la couronne.

Les prémolaires. — Les prémolaires ou *petites molaires* sont au nombre de huit. Leur face libre ou *triturante* porte deux saillies *(tubercules* ou *cuspides)*, dont l'une regarde la langue et l'autre la joue. Leur racine est double ou unique; par exception, certaines prémolaires ont trois racines. La première prémolaire supérieure a deux racines, quelquefois une seule, mais le canal radiculaire est toujours double; la deuxième prémolaire supérieure a presque toujours une seule racine, le canal radiculaire est unique ou double; les deux prémolaires inférieures ont tou-

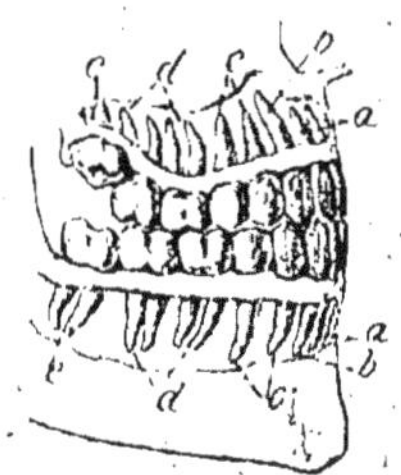

Fig. 7. — Position des dents : *aa*, incisives; *bb*, canines; *cc*, petites molaires; *dd*, grosses molaires; *ee*, dents de sagesse.

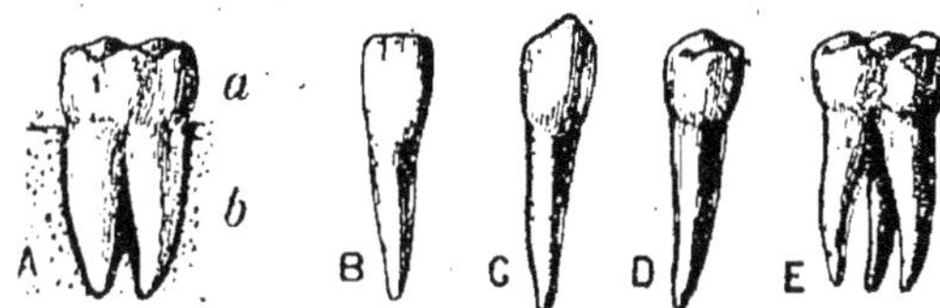

Fig. 6. — Dents.
A, dent placée dans son alvéole : *a*, couronne; *b*, racine; B, incisive; C, canine; D, petite molaire; E, grosse molaire.

jours une seule racine. Les deux tubercules des petites molaires inférieures sont peu saillants et confondus.

Les molaires. — Les deux mâchoires comptent douze molaires. Ce sont de fortes dents cubiques, ayant de trois à cinq tubercules et trois racines. La première molaire supérieure ou *dent de six ans* est la plus volumineuse des dents; sa face triturante est renforcée par quatre puissants tubercules; un cinquième, moins développé, s'élève sur la face linguale. Ces tubercules sont séparés par des dépressions, fossettes et sillons. Les racines sont au nombre de trois (deux buccales et une linguale, très forte et divergente).

La *dent de douze ans* ou deuxième molaire supérieure est moins massive que la précédente; elle a trois racines qui parfois sont soudées ensemble.

La *dent de sagesse* ou troisième molaire supérieure ressemble plus ou moins aux précédentes, mais elle est d'ordinaire atrophiée. Elle porte trois, quatre et même six racines, souvent fusionnées.

Les grosses molaires inférieures sont plus volumineuses que les supérieures et ne portent que deux racines. La *dent de six ans* ou première molaire inférieure présente cinq tubercules sur sa face triturante. La deuxième molaire inférieure a quatre forts tubercules séparés par quatre sillons disposés en croix. Les deux racines sont souvent fusionnées sur une partie de leur longueur. La dent de sagesse inférieure porte en général cinq tubercules et deux racines.

En résumé, l'homme adulte possède trente-deux dents, seize à chaque mâchoire.

Les arcades dentaires. — Les dents sont disposées sur les mâchoires en arcs de cercle à concavité postérieure. En avant de chaque mâchoire se dressent quatre incisives, flanquées à droite et à gauche d'une canine. Ce sont les seules dents visibles quand la bouche est entr'ouverte. Après la canine, en avançant vers l'oreille, chaque côté du maxillaire est pourvu de deux prémolaires et de trois molaires (*fig.* 7). Au total, la dentition humaine est constituée par :

8 incisives + 4 canines + 8 prémolaires + 12 molaires = 32 dents.

Les deux arcades dentaires ne sont pas également ouvertes. La demi-ellipse décrite par les dents supérieures dépasse, en avant surtout, celle des dents inférieures. Souvent, l'ouverture du maxillaire supérieur est plus petite que celle du maxillaire inférieur, mais les dents du haut sont plus ou moins inclinées vers les lèvres, tandis que celles du bas ont une tendance à s'incliner vers l'intérieur de la bouche, ce qui explique comment les dents supérieures peuvent venir frapper les dents qui leur sont opposées et même les déborder légèrement.

Cette opposition toutefois ne se fait pas dent à dent. On peut observer que, lorsque les deux mâchoires sont fermées, une dent s'appuie sur deux autres : l'incisive centrale supérieure recouvre l'incisive centrale inférieure et le tiers de l'incisive latérale inférieure; l'incisive latérale supérieure s'appuie sur les deux tiers restants de l'incisive latérale inférieure et sur la moitié de la canine, et ainsi de suite. De sorte que *l'extraction d'une seule dent amène la mise hors d'usage ou tout au moins diminue le rendement des deux dents qui lui sont opposées.*

L'articulation des dents. — Les dents sont implantées dans des cavités creusées sur le bord libre des mâchoires et nommées *alvéoles*. Les alvéoles épousent exactement la forme des racines des dents et s'arrêtent à 2 millimètres du collet.

On a longtemps cru que les dents étaient plantées dans le maxillaire comme des clous dans une planche. C'est là une erreur : la dent est unie à son alvéole par une véritable articulation, formée de deux ligaments et d'une cavité synoviale. L'existence de ces ligaments explique que la mastication ne provoque pas de douleur, comme elle le ferait s'il n'y avait que du périoste entre la dent et le maxillaire; elle explique aussi que le rhumatisme et la goutte puissent porter leurs attaques sur l'articulation alvéolo-dentaire. A vrai dire, chez l'homme, les ligaments qui relient la dent à l'alvéole ne sont visibles qu'au microscope et ne permettent à l'articulation que des mouvements très limités (mouvements d'enfoncement dans l'alvéole, de rotation pour les dents à racine unique, mouvements d'avant en arrière, de latéralité); mais ils sont très développés dans certaines espèces animales : un poisson, la baudroie, par exemple, peut renverser sa dent en arrière. Un de ces ligaments, le *ligament dentaire de Black,* entoure le collet et l'unit au bord libre et à la face externe de l'alvéole. Le second unit l'alvéole à la racine.

Les gencives. — La partie de la muqueuse buccale qui revêt le bord des maxillaires et entoure le collet des dents prend le nom de *gencive*. Elle est constituée par un tissu rougeâtre, très vasculaire, mou, épais de 1 à 4 millimètres. La muqueuse gingivale se dédouble au bord libre des alvéoles; un de ses feuillets va tapisser l'intérieur de l'alvéole et former le ligament alvéolo-dentaire; l'autre forme une gaine autour du collet de la dent. Les gencives sont dépourvues de glandes.

Éruption des dents.

Nous venons de décrire le système dentaire de l'adulte. Mais on sait que l'homme a deux dentitions : une dentition temporaire, qui dure quelques années, et une dentition permanente. La nature nous gratifie de cinquante-deux dents, vingt dans les premiers ans de la vie, trente-deux pour le reste de l'existence. Cependant, il est rare que nous les conservions jusqu'à un âge avancé; elles disparaissent par l'effet de la maladie, de l'usure, et surtout par le défaut de soins hygiéniques.

Les dents de lait. — Quelle joie, et en même temps que de soucis, lorsque la maman sent et voit poindre une dent dans la bouche de Bébé! Cet événement solennel se produit généralement vers le septième mois. On cite cependant des enfants qui sont venus au monde avec des dents. C'est un cas très rare : un sur six mille. Les plus célèbres de ces enfants privilégiés (car cette anomalie serait l'indice d'une constitution robuste) sont Louis XIV et Mirabeau. Parfois l'enfant naît avec deux incisives inférieures. Dans ce cas, quand elles sont branlantes, le mieux est de les enlever ; mais, si elles sont solidement implantées dans le maxillaire, on les respectera. La mère protégera son sein contre les morsures possibles à l'aide d'une tétine en caoutchouc.

Souvent l'apparition des dents se fait au cinquième ou sixième mois ; cette éruption précoce est due à l'inflammation du follicule dentaire.

Les enfants élevés au sein font leurs dents deux mois plus tôt que les enfants nourris au biberon. L'alimentation défectueuse est la cause principale de l'éruption tardive des dents de lait, qui ne commencent à percer chez les enfants mal nourris que vers le dixième mois.

D'une façon générale, les dents temporaires apparaissent et disparaissent aux époques suivantes :

Dates d'éruption et de chute. — Les incisives centrales inférieures percent les premières, vers le 7e mois, et tombent de six à sept ans.

Les incisives centrales supérieures percent vers le 10e mois et tombent à sept ans et demi.

Les incisives latérales supérieures apparaissent vers le 11e mois et tombent à huit ans.

Les incisives latérales inférieures percent vers le 16e mois et tombent à sept ans et demi.

Les premières molaires supérieures percent vers le 16e mois et tombent à dix ans et demi.

Les premières molaires inférieures percent vers le 17e mois et disparaissent à dix ans et demi.

Les canines supérieures et inférieures percent vers le 20e mois et tombent à douze ans.

Les deuxièmes molaires supérieures et inférieures apparaissent du 30e au 32e mois et tombent à onze ans et demi.

Vers l'âge de trois ans, l'enfant est donc pourvu de

toutes ses dents, au nombre de vingt. Il n'a pas de prémolaires ni de troisièmes molaires ou dents de sagesse (*fig.* 8).

Mais, dès la naissance, les alvéoles contiennent les couronnes des dents temporaires et derrière celles-ci se constituent déjà les dents permanentes (*fig.* 9). Au moment de l'éruption des premières, la partie antérieure de l'alvéole se résorbe,

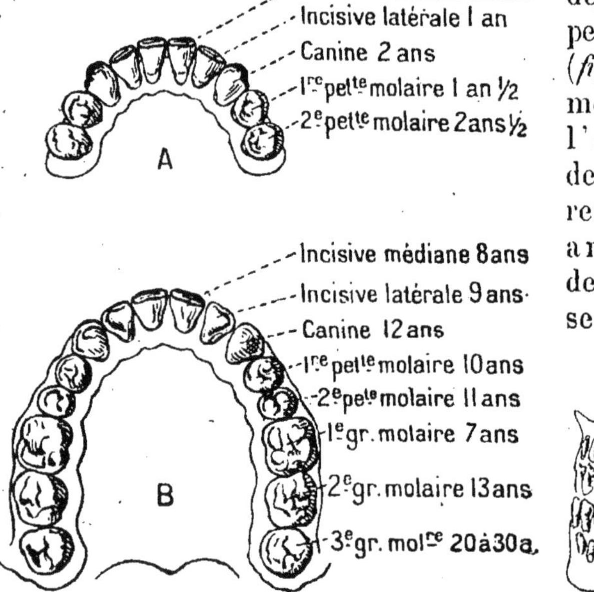

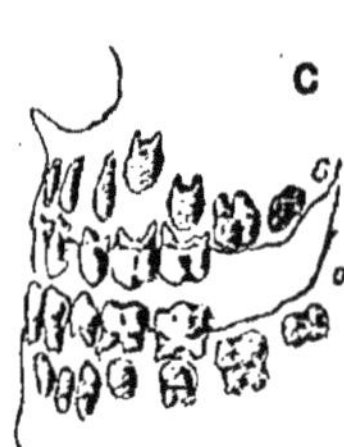

Fig. 8 et 9. — Dentitions successives :
A, de lait ; B, permanente ; C, position des dents dans la mâchoire de l'enfant avec les germes des dents permanentes.

la dent s'élève et presse sur la gencive, qu'elle use et perfore. Pendant ce temps, la dent permanente continue à se développer dans l'alvéole. Elle est séparée de la dent de lait par une cloison osseuse qu'elle presse et finit par user.

La seconde dentition. — Ainsi, chaque dent de lait est accompagnée dans l'alvéole par le germe d'une autre dent prête à prendre définitivement sa place sur le bord de la mâchoire. Aux époques indiquées plus haut, la racine de la dent temporaire devient le siège d'un travail de résorption, d'une ostéite raréfiante. Elle finit par disparaître, et la couronne tombe, pendant que la dent permanente, après avoir détruit par sa poussée la mince lame osseuse qui l'emprisonnait dans l'alvéole, allonge d'une part sa racine, et vient d'autre part faire saillie sur le bord du maxillaire.

Dates d'éruption. — L'époque de l'éruption des dents permanentes dépend surtout de celle de la chute des dents de lait. Celle-ci peut être extrêmement tardive ; elle ne se produit parfois que dans un âge avancé. Par contre, mais plus rarement, les dents temporaires tombent trop tôt, et c'est là une des causes des anomalies et des malformations dentaires.

Mais, normalement, les dents de remplacement surviennent à partir de la sixième année. La première apparaît au fond de la bouche, derrière la seconde molaire de lait. Souvent on la prend pour une dent de lait nouvelle : c'est la première molaire permanente ou dent de six ans. Les quatre incisives centrales viennent à sept ans; les quatre incisives latérales à huit ans et demi. Les prémolaires font éruption de neuf à douze ans; les secondes molaires (dents de douze ans) et les canines de douze à treize ans; les troisièmes molaires ou dents de sagesse de dix-neuf à trente ans.

L'éruption des dents est souvent accompagnée d'accidents sur lesquels nous aurons à revenir.

Existe-t-il une troisième dentition ? C'est une croyance assez répandue, mais elle est basée sur des faits mal observés. Il est incontestable que des dents peuvent faire éruption chez des vieillards (Cosse cite l'éruption d'une canine à quatre-vingts ans), mais ce sont des dents de la seconde dentition qui, pour une cause ou une autre, se sont indéfiniment attardées dans l'alvéole.

Le Rôle des dents.

« La première digestion se fait dans la bouche. » Ce vieil adage, confirmé par la physiologie, exprime l'importance considérable de la mastication dans la trans-

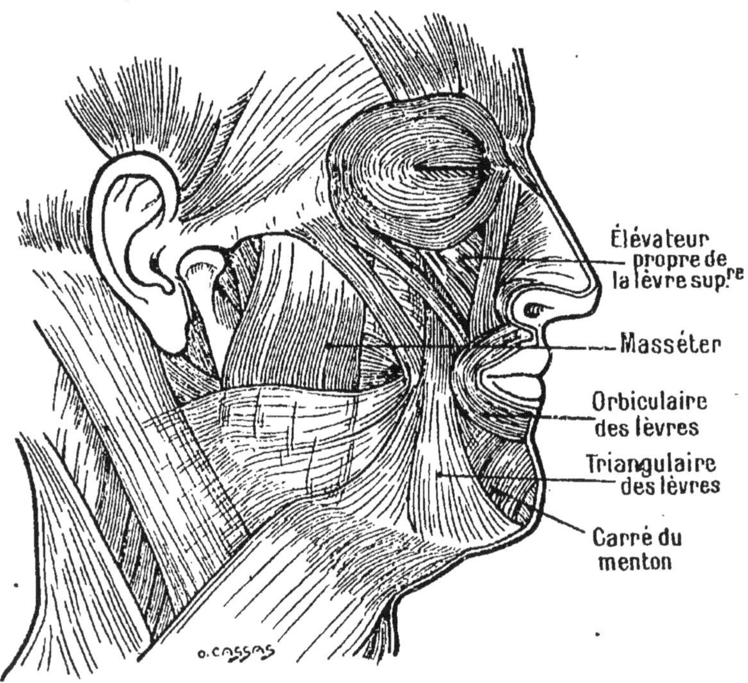

Fig. 10. — Les muscles masticateurs.

formation des aliments. C'est, en effet, un véritable commencement de digestion que, grâce aux dents et à la salive, les aliments subissent dans la cavité buccale.

Les muscles masticateurs. — Les maxillaires, et par suite les dents, sont mis en mouvement par les muscles masticateurs, dont les principaux sont : le *temporal*, qui élève la mâchoire inférieure; le *massé-*

ter, appliqué contre la face externe du maxillaire inférieur et remplissant également le rôle d'élévateur; le *ptérygoïdien interne* ou *masséter interne*, qui élève le maxillaire inférieur et lui imprime de légers mouvements de droite à gauche et de gauche à droite; le *ptérygoïdien externe*, qui projette le maxillaire inférieur en avant et produit ses déplacements latéraux (*fig.* 10).

La mastication. — Ces muscles donnent le branle à un système de couteaux, de hachoirs et de meules — les dents. Les aliments introduits dans la bouche, retenus par les lèvres et les joues, poussés et ramenés sous les dents par la langue, ramollis par la salive, sont déchirés et divisés par les canines et les incisives, triturés et broyés par les molaires. Ainsi réduits en une sorte de bouillie, ils sont plus intimement humectés par la salive, qui en outre exerce sur eux une action chimique très importante.

Les glandes salivaires. — La salive est sécrétée par les nombreuses glandes qui, nous l'avons vu, sont disséminées dans toute la muqueuse buccale. Mais elle est surtout fournie par trois paires de grosses glandes en grappe placées autour de la bouche.

La plus volumineuse est la *parotide*, située près de l'oreille, en arrière de la branche montante du maxillaire inférieur. La salive parotidienne est amenée dans la bouche par le canal de Sténon, qui s'ouvre à la face profonde de la joue, au niveau du collet de la deuxième prémolaire ou de la première molaire.

La *glande sous-maxillaire* est appliquée contre la face profonde du maxillaire inférieur, dans la région du cou, et descend jusqu'à l'os hyoïde. Son canal excréteur, le *canal de Warthon*, s'ouvre au pied du frein de la langue.

La *glande sublinguale* est couchée, de chaque côté du frein de la langue, sur le plancher de la bouche, sous la muqueuse buccale. Elle est souvent accompagnée de plusieurs glandes accessoires. Sa salive est versée dans la cavité buccale par quinze à trente canaux, les *canaux de Rivinus* ou *de Walther*, qui s'ouvrent sous la langue.

La salive. — Ces glandes fabriquent ensemble, en vingt-quatre heures, un litre à un litre et demi d'un liquide incolore, filant, sans saveur ni odeur, alcalin et légèrement antiseptique. C'est la *salive,* qui contient de la ptyaline, de l'albumine, de la mucine et des matières inorganiques (chlorure de sodium et de potassium, phosphates alcalins, etc.).

Le principe actif de la salive est la *ptyaline*. C'est un ferment soluble qui commence à transformer et à rendre assimilable l'amidon contenu dans les aliments.

Les aliments, préparés par la mastication, imprégnés et modifiés par la salive, ramenés sur le dos de la langue, sont déglutis et vont poursuivre leurs transformations dans l'estomac.

On conçoit aisément que si l'estomac reçoit un bol alimentaire bien divisé, bien mâché, son travail s'en trouvera singulièrement facilité. Mais, s'il en est autrement, si les dents ne remplissent plus convenablement leur office, l'appareil digestif sera astreint à un travail anormal. Il lui arrivera alors ce qui se produit pour tout organe surmené : il s'affaiblira, ne fonctionnera plus qu'avec peine, et peut-être même un jour viendra-t-il où il refusera tout service.

On voit donc combien il est nécessaire, pour épargner son estomac, d'avoir des dents saines et en bon état.

Il n'y a pas en jeu qu'une question d'esthétique, c'est toute la santé de l'individu qui est en jeu, car, une fois « l'alambic » en mauvais état, les autres organes ne sauraient bien fonctionner.

Les Accidents de la première dentition.

Les troubles qui accompagnent souvent l'apparition des dents de lait dépendent de l'état général et de l'âge du nourrisson. Un enfant robuste supportera allègrement le travail d'éruption dentaire. Par contre, un enfant dont l'alimentation et l'hygiène sont défectueuses, un jeune organisme à prédispositions morbides s'en trouvera fortement atteint. C'est chez ces enfants qu'on remarque aussi la précocité ou le retard dans l'apparition des dents.

La gingivite et l'irritation locale que provoque la percée de la dent n'expliquent pas la violence des troubles généraux, à moins d'admettre avec certains auteurs que la gencive amincie ou ulcérée constitue une porte d'entrée pour les germes infectieux.

Les accidents généraux peuvent porter sur tous les appareils : du côté de l'appareil digestif, il y a de la diarrhée et de la gastro-entérite ; les troubles respiratoires sont surtout la laryngite, la bronchite, la broncho-pneumonie ; il se produit enfin des troubles nerveux (convulsions), sensoriels, oculaires, des éruptions cutanées, etc.

Chez les enfants maladifs, la dentition permanente évolue fréquemment d'une façon défectueuse ; elle présente des anomalies d'aspect et de forme. C'est ainsi que souvent l'émail pousse de travers ; il se dépose sur le côté de la dent ou forme de petits îlots fort apparents sur les premières molaires permanentes ; d'autres fois les dents permanentes sont atteintes d'érosion, c'est-à-dire que leur couronne semble comme rongée par un acide, creusée de sillons, piquée.

Le traitement doit s'efforcer de corriger l'état général. On fortifiera l'enfant par l'élevage au sein, et si l'on est obligé de le nourrir au biberon, on veillera à la qualité et à la pureté du lait. Il faut laver la bouche de l'enfant après chaque tétée, pour éviter la fermentation du lait et les troubles digestifs, ainsi que les stomatites qui en résultent.

Les hochets et autres corps durs ne favorisent pas l'éruption des dents de lait ; ils ne soulagent pas non plus l'irritation qui l'accompagne. Ils ne font qu'érailler et contusionner les gencives, quand ils n'infectent pas la muqueuse buccale. Ce sont des jouets dangereux et que l'on ne doit pas tolérer dans la bouche si vulnérable d'un enfant. Pour soulager le prurit des gencives, on les frictionnera avec un tampon de coton hydrophile imprégné de la solution suivante :

Chlorhydrate de cocaïne	0 gr., 05
Borate de soude.	10 gouttes.
Glycérine	20 grammes.

Éruption de la dent de sagesse.

La dent de sagesse ou troisième molaire est celle dont l'éruption provoque les accidents les plus fréquents et les plus intenses. C'est que cette dent arrive à la façon d'une intruse dans une compagnie où toutes les places sont prises. Les gencives sont plus résistantes que dans le jeune âge ; la deuxième grosse molaire ou dent de douze ans a, surtout à la mâchoire inférieure, acquis un volume considérable. Et voilà qu'à vingt, à vingt-cinq, à trente ans, et même plus tard, tout au fond de la mâchoire, une dent se prend à pousser hors de l'alvéole. Alors éclatent des accidents dus à la compression et à une infection putride locale, surtout dans une bouche mal entretenue.

Ces troubles sont plus fréquents chez l'homme que chez la femme, à la mâchoire inférieure qu'à la supérieure, à droite qu'à gauche.

La gencive au niveau de la dent de sagesse est enflammée et infiltrée de pus. Le ganglion sous-maxillaire est gonflé. Il y a souvent de la fluxion. L'inflammation des muscles voisins peut provoquer la contracture des mâchoires. Le maxillaire s'enflamme et l'abcès osseux peut venir se vider par la peau, un peu en arrière de la mâchoire, en formant une fistule. L'infection peut détruire l'os, gagner l'articulation temporo-maxillaire, compromettre l'état général.

La douleur est vive et s'irradie du côté des oreilles et des yeux. Parfois l'éruption de la dent de sagesse provoque de la pelade.

Quant à la dent elle-même, se développant dans une gencive infectée, baignant dans le pus qui remplit son alvéole, elle est fréquemment atteinte de carie.

Parfois, pour faciliter la sortie de la dent, on est obligé d'arracher la première ou la seconde grosse molaire. Pour extraire la dent de sagesse, — extraction qui est presque toujours pratiquée sous anesthésie générale, — on attend la fin des phénomènes inflammatoires. Il faut surtout procéder à l'extraction immédiate quand le maxillaire est atteint d'ostéite et que le pus menace de se frayer un chemin vers la peau. Si la fistule est constituée, l'extraction est encore le traitement de choix.

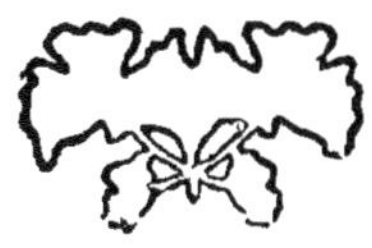

Deuxième Section

Hygiène

Hygiène de la bouche.

Nous avons fait ample connaissance avec ces précieux serviteurs de l'estomac que sont les dents. Nous savons leur structure, leur développement et leur fonction. Nous avons consciencieusement visité leur logis, la bouche. Nous les avons vu travailler, vivre et nous les verrons souffrir. Mais, chers lecteurs, nous souhaiterions que vous n'eussiez pas à nous suivre plus loin que le présent chapitre, que vous eussiez le rare et enviable bonheur de pouvoir négliger les pages où il nous faudra parler des maladies et des traitements. Croyez bien que notre amour-propre d'auteur n'en serait aucunement froissé. Nous estimerions, au contraire, notre peine largement récompensée et notre but atteint si, grâce aux règles d'hygiène et aux soins que nous allons vous conseiller, le reste de notre travail vous devenait inutile ou tout au plus un sujet de simple curiosité.

Oui, il est possible d'échapper à la plupart des affections dentaires, de garder jusqu'à la vieillesse une bouche fraîche, des dents saines et vigoureuses et, par suite, un estomac vaillant. Il suffit pour cela de s'astreindre à quelques précautions élémentaires, de prendre de bonne heure des habitudes de propreté buccale, de consacrer à ses dents quelques minutes chaque jour. Il est beaucoup plus important de se nettoyer la bouche et les dents que le visage. C'est une chose évidente et dont tout le monde convient. Cependant on passe volontiers un temps infini aux soins du visage, tandis que c'est à peine si on promène hâtivement la brosse sur les dents — quand on le fait. Pourquoi cette différence de traitement? Croit-on que la vue de dents sales ne choque pas autant et même davantage qu'une figure mal lavée? Bien plus, une bouche peu soignée n'est pas seulement repoussante par son aspect, mais aussi, mais surtout par l'odeur écœurante qui s'en dégage. On devrait toujours songer à cela, s'inquiéter de son haleine, d'autant plus que les personnes affligées d'haleine « forte » sont les seules à ne pas soupçonner cette fâcheuse particularité et que par délicatesse on a bien soin de les entretenir dans leur ignorance.

Or, les odeurs douteuses exhalées par la bouche, quand elles ne sont pas dues à des maladies d'origine intestinale ou à des affections spéciales de la région, sont uniquement produites par la fermentation, par la décomposition, et, pour tout dire d'un mot brutal mais exact, par la pourriture des déchets alimentaires accumulés sur les dents, entre les dents et dans les innombrables replis des gencives et de la muqueuse buccale.

Ceci indique la nécessité d'un sérieux balayage de la bouche après chaque repas, d'un lavage à grande eau. Mais tout d'abord il faut s'efforcer de laisser dans la bouche le moins de résidus possible. On obtient ce résultat en mâchant bien les aliments solides — et c'est une chose que peu de gens savent faire : en général, on ne sait pas mâcher et, au risque de paraître enfoncer des portes ouvertes, nous aurons à donner pour ainsi dire les règles de la mastication.

A. — ***Hygiène de l'enfance.*** — Mais l'hygiène buccale doit précéder l'hygiène des dents et cela dès la naissance. « Cette question de l'antisepsie de la bouche, dit M. Bouchard, est une grave question d'hygiène, dans laquelle toute la responsabilité incombe aux parents qui lavent tout chez leurs enfants, et je les en félicite, mais qui oublient la bouche. »

Ce serait, en effet, une erreur de croire qu'il est nécessaire d'attendre que toutes les dents aient percé pour procéder à un nettoyage régulier de la bouche. Il faut l'instituer alors même qu'aucune quenotte ne fait encore saillie sur les mignonnes barres roses qui se hérisseront plus tard de canines, d'incisives et de molaires.

Lorsque l'enfant est encore au sein, il faut éviter que du lait resté dans la bouche ne vienne à se corrompre et à provoquer l'inflammation de la tendre muqueuse buccale et des troubles digestifs. Souvent c'est là l'origine du muguet, de la stomatite aphteuse et des diarrhées qui débilitent le frêle organisme.

La santé de la mère y est aussi intéressée : la bouche des nourrissons est loin d'être exempte de tous germes nuisibles. Ceux-ci, transportés sur les seins, peuvent causer des crevasses atrocement douloureuses.

Il faut donc laver le sein avant et après chaque tétée. Le biberon, pour les enfants qui ne sont pas élevés au sein, sera maintenu dans un état de propreté rigoureuse. On nettoiera plusieurs fois par jour la bouche du poupon en y passant un linge trempé dans l'eau de Vichy ou dans une solution légèrement antiseptique.

Enfin, et ceci est une règle d'hygiène générale, il faut nettoyer les dents de lait afin de les conserver le plus longtemps possible, car ce sont elles qui tracent le chemin aux dents permanentes et leur présence constitue le meilleur moyen préventif contre ces dentitions irrégulières qui enlaidissent une jolie figure d'enfant de dix ans.

La mère nettoiera donc les gencives du bébé avec un petit linge trempé dans l'eau bouillie et enroulé sur le doigt. Il faut éviter l'emploi de la brosse qui risquerait d'entamer la muqueuse plus ou moins irritée et ramollie par le travail d'éruption.

La brosse et le cure-dents seront, au contraire, d'un usage courant dès que toutes les dents seront sorties.

C'est un préjugé déplorable et malheureusement trop répandu que celui qui veut qu'on laisse sans soins les dents de lait.

Étant temporaires et destinées à disparaître assez rapidement, on juge inutile leur conservation et par suite l'intervention du dentiste. On néglige en outre de donner aux enfants des habitudes de propreté buccale, qu'ils acquerront difficilement par la suite.

On verra, lorsqu'il sera question des anomalies et difformités des mâchoires et des dents ainsi que de leurs maladies, combien d'ennuis seraient évités par le maintien en bon état des dents de la première enfance.

Très tôt, on apprendra donc aux enfants à se servir de la brosse, à se savonner les dents avec la serviette et à se gargariser. Ils contracteront cette habitude d'autant plus volontiers que les eaux et savons dentifrices seront agréablement parfumés. La brosse sera assez molle et formée de rangées de crins espacées afin de sécher rapidement. Le savonnage débarrassera les dents du tartre mou qui s'y dépose pendant le sommeil. Les enfants ne savent pas se rincer la bouche ni se gargariser : ils avalent l'eau; mais ils apprennent facilement à faire des « glouglous » et s'en font un jeu utile. L'instinct de coquetterie et le goût des parfums sont très développés chez la plupart des gamins; il faut les tourner au profit de leur santé. Par contre, on combattra leur détestable habitude de se fourrer dans la bouche tout ce qu'ils trouvent à leur portée, de mordre dans des fruits verts dont l'acidité détériore les dents, de broyer des corps durs (noix, noisettes, etc.) sur lesquels s'usent et se cassent les dents de l'enfance, pauvres en matières calcaires et par conséquent peu résistantes.

L'enfant est devenu un homme; l'être arrivé à la pleine croissance demandera pour se soutenir un effort considérable à l'organe dont le rôle est d'assurer au corps tout entier la nourriture et la force vitale.

Mais c'est aussi le moment où les dents auront à se défendre vigoureusement contre leurs ennemis, le tartre et la carie; c'est souvent aussi l'âge où l'on consacre le moins de temps à se soigner. L'organisme jeune et fort se croit capable de résister à tous les assauts du mal.

Voyons ce que doivent faire ceux (malheureusement trop rares) qui à cette époque de leur vie possèdent une denture intacte, quels soins il leur faut prendre et quelles règles suivre pour la conserver.

B. — ***Hygiène de l'adulte.*** — La bouche a été appelée, avec juste raison, le « paradis des microbes ». Des millions d'infiniment petits y sont introduits par les aliments et par la respiration. Beaucoup d'entre eux ne se bornent pas à y passer, mais s'installent à demeure, pullulent, fabriquent des poisons et, à la première occasion, vont infecter l'organisme. Pour un microbe, il fait bon vivre dans une bouche — et moins la bouche est propre, plus il s'y trouve heureux. Une température de 36°, une humidité douce et constante, des résidus alimentaires en abondance, c'est en vérité le rêve microbien.

Dans une bouche malpropre, les bactéries, bacilles, spirilles, champignons, et tous les agents des maladies infectieuses sont comme le rat de la fable dans son fromage. Malheureusement, à l'encontre du rongeur, ils n'y mènent pas une existence paresseuse et inoffensive. Ils décomposent les particules alimentaires et provoquent des fermentations acides qui s'attaquent à l'émail et à l'ivoire et entraînent à la longue la perte de la dent. Ces mêmes acides créent un état inflammatoire de la muqueuse buccale favorable à la pénétration des microbes ou de leurs produits toxiques (ptomaïnes) dans le sang, les tissus et les organes.

Et quand on songe que parmi ces bacilles figurent ceux de la diphtérie, de la pneumonie, de la fièvre typhoïde, de la tuberculose, de l'infection purulente, on voit le danger permanent que constitue leur présence.

La première indication de l'hygiène est donc de débarrasser la bouche de toute trace d'aliments et d'enrayer ainsi toutes les fermentations.

L'hygiène buccale est assurée grâce à l'emploi de poudres, de savons, d'eaux dentifrices et de divers instruments, comme la brosse et le cure-dents (*fig.* 11 à 21).

La brosse à dents. — Le choix de la brosse n'est pas chose indifférente; il faut qu'elle soit dure, mais pas au point de déchirer la gencive, légèrement arquée afin de mieux épouser la forme courbe des maxillaires. Celles

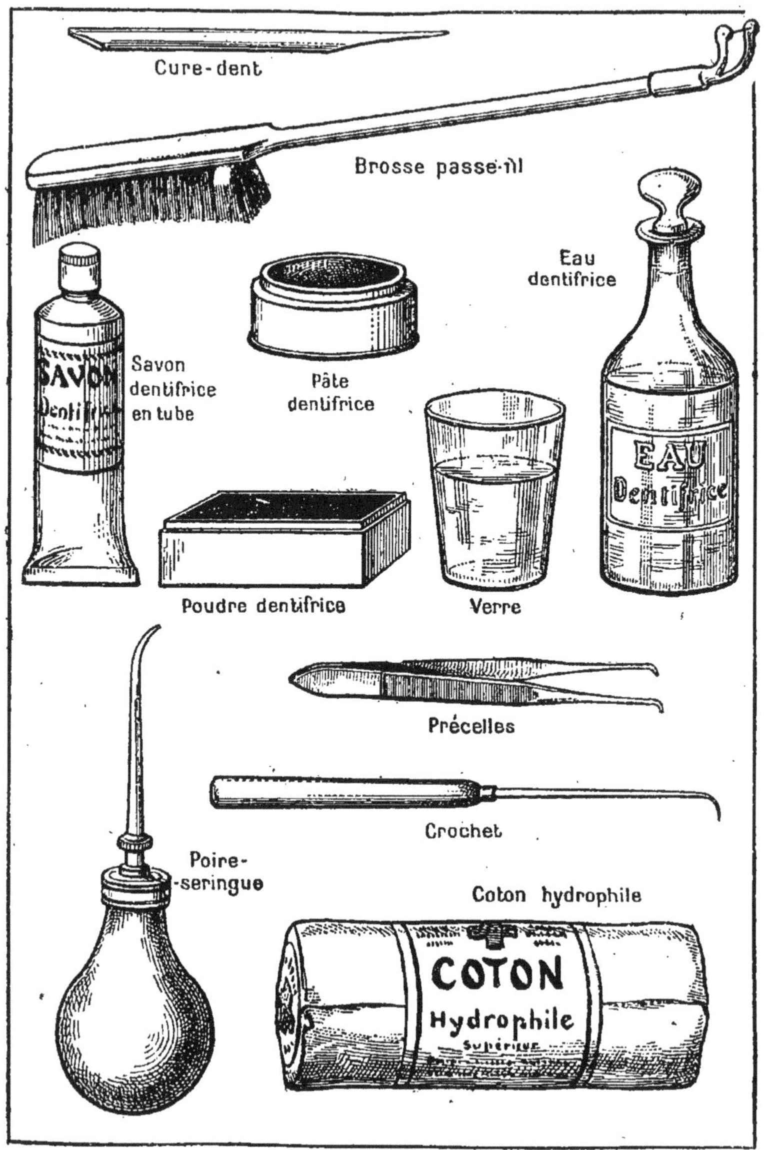

Fig. 11 à 21. — Nécessaire pour les soins de la bouche.

qui présentent des poils de différentes longueurs permettent mieux que celles à poils égaux le nettoyage des espaces interdentaires.

S'abstenir des brosses en caoutchouc beaucoup trop molles, ainsi que des brosses à poils de blaireau.

La brosse est chargée d'une poudre dentifrice alcaline ou d'une pâte de savon. Il est nécessaire d'en frotter toutes les dents sans exception, et ne pas faire comme tant de personnes qui croient en être quittes après avoir

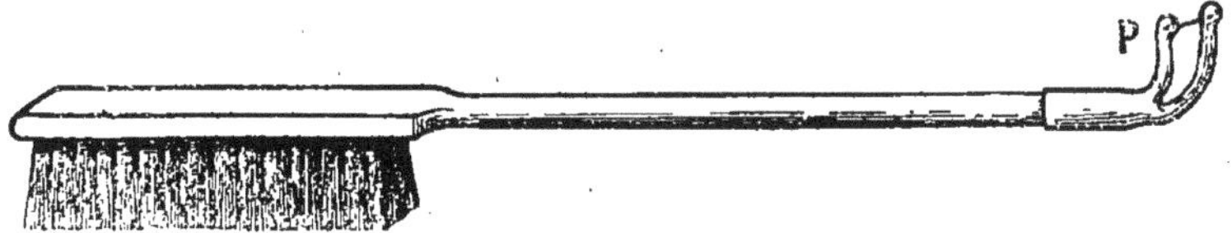

Fig. 22. — La brosse rationnelle. (*Brosse à dents avec passe-fil.*)

Le passe-fil P se compose d'une petite fourche sur laquelle est tendu un fil plat. Grâce à cette disposition, on peut, après avoir frotté toutes les parties accessibles des dents avec la brosse, nettoyer facilement les espaces interdentaires.

brossé les incisives et les canines. Il faut les brosser sur toutes les faces : sur celle qui regarde la joue, sur celle qui est en rapport avec la langue et sur la face triturante.

Les molaires, nous l'avons dit, portent jusqu'à cinq saillies entre lesquelles on ne doit pas laisser s'accumuler des débris de nourriture.

Le brossage transversal (de gauche à droite et réciproquement) opéré avec des pâtes mal broyées peut souvent faire plus de mal que de bien : il risque de décoller la gencive du collet des dents et de creuser dans l'émail des sillons profonds.

Quand il sera impossible de l'éviter dans un nettoyage complet de la bouche, il faudra le faire avec précaution et n'employer que des pâtes de première qualité et parfaitement pulvérisées.

Pour que le brossage soit vraiment efficace, il faut balayer la couronne des dents depuis la gencive jusqu'au bord libre (en allant de bas en haut et de haut en bas) et en faisant en même temps tourner la brosse sur son axe.

Pour les dents inférieures, on doit coucher les poils de la brosse sur les gencives, le dos de la brosse regardant un peu vers le haut : un mouvement rotatoire ascendant relève les soies et leur fait parcourir la gencive, puis la couronne, dans le sens de la longueur.

Pour les dents supérieures, même mouvement mais en sens inverse : le dos de la brosse tourné un peu en bas, un mouvement rotatoire descendant fera passer les soies sur la gencive et la couronne.

Ainsi les gencives doivent être nettoyées aussi bien que les dents ; la brosse doit les frotter par un mouvement dirigé de la muqueuse vers la dent. Il faut éviter le mouvement inverse, parce qu'en insistant il finirait par décoller la gencive de la dent.

Parfois il arrive que les gencives saignent sous la brosse. Cette hémorragie décèle l'existence d'une gingivite causée par le tartre recouvrant les dents. Il importe alors de les faire soigner.

Enfin, les dents doivent aussi être nettoyées intérieurement, sur la surface linguale.

Pour les dents supérieures, tenant la brosse le dos tourné vers la bouche, on lui fera décrire un demi-arc d'évolution.

On n'oubliera pas de passer la brosse sur les molaires situées dans le fond de la bouche.

Même opération pour les dents du bas : la brosse, le dos faisant face au palais, nettoiera également les incisives inférieures, toujours sans oublier les dents du fond de la bouche.

Tous ces mouvements sont beaucoup plus simples à

exécuter qu'à décrire. Ils ont pour but d'atteindre avec la brosse toutes les parties de toutes les dents, de les débarrasser des produits calcaires de la salive et de cet enduit blanchâtre, crémeux, formé par la desquamation épithéliale de la muqueuse buccale et par l'excrétion des gencives, — dépôt acide et graisseux qui s'accumule surtout pendant le sommeil et qui constitue un excellent milieu de culture pour les microbes de la carie.

Après usage, la brosse est soigneusement rincée; puis on la suspend dans un endroit sec et à l'abri de la poussière.

Le cure-dents. — Le cure-dents sert à nettoyer les espaces interdentaires, lieux d'élection de la carie et qui exigent par conséquent les soins les plus minutieux.

Le meilleur cure-dents est celui en plume d'oie, flexible et peu susceptible de produire des lésions. Le cure-dents en bois se casse facilement et celui en os, en or ou argent est beaucoup trop épais pour pénétrer dans les interstices.

Le fil de soie. — Le cure-dents est avantageusement remplacé par un fil plat de lin ou de soie ciré ou un fil de caoutchouc que l'on fait aller et venir entre les dents.

D'ailleurs, il ne faut pas abuser du cure-dents : il peut, en effet, blesser la gencive ou la refouler progressivement, — surtout entre les dents où la gencive monte en forme de languette, — de façon à produire un vide dans l'espace interdentaire qui, ainsi agrandi, deviendra un réceptacle où s'accumuleront constamment les aliments.

Bain de bouche. — Ce nettoyage par la brosse, le cure-dents ou mieux par le fil, sera suivi d'un rinçage complet de la bouche avec une lotion antiseptique tiède, une cuillerée d'eau oxygénée à 12 volumes dans un demi-verre d'eau ou, à la rigueur, simplement avec de l'eau bouillie.

On commence par faire aller et venir le liquide dans toute la bouche et à le faire passer entre les dents, les deux maxillaires étant fermés; puis on se gargarisera, afin de nettoyer l'arrière-bouche, la langue et les glandes. Le gargarisme est tout spécialement recommandé aux personnes qui ont eu à souffrir d'une inflammation des amygdales. C'est, en outre, un excellent moyen de faire disparaître la fétidité de l'haleine.

Les dentifrices. — Le meilleur savon dentifrice est encore le vulgaire savon blanc, le « savon de Marseille », qui dissout les matières grasses et neutralise les acides. Mais il a un goût âcre et nauséeux, auquel bien des personnes ne peuvent se faire. On le remplace donc par des savons ou pâtes parfumées, dont nous donnons ici quelques formules, ainsi que d'eaux, de poudres et d'élixirs dentifrices.

Savons dentifrices.

I.	Savon de magnésie	10 grammes.
	Carbonate de chaux précipité	9 —
	Essence de rose	X gouttes.
	Essence de menthe	X —
	Essence de lavande	I —
	Carmin	0 gr., 10
		(*Magitot*).
II.	Talc de Venise	20 grammes.
	Pierre ponce porphyrisée	5 —
	Glycérine	4 —
	Glycérolé d'amidon	4 —
	Savon médicinal	5 —
	Essence de menthe	X gouttes.
	Essence de girofle	V —
		(*Redier*).

III. Thymol	1	gramme.
Essence de ratanhia	4	—
Glycérine	20	—

(*Friteau*).

Poudres dentifrices.

Neutres (*employées dans une bouche saine*).

I. Carbonate de chaux précipité	20	grammes.
Hydrocarbonate de magnésie	20	—
Quinquina gris	20	—
Essence de menthe	V	gouttes.

II. Iris	30	grammes.
Craie	10	—
Magnésie	10	—
Pierre ponce	5	—
Teinture d'ambre	1	—

(*Friteau*).

Alcalines (*neutralisent l'acidité de la salive*).

I. Charbon	20	grammes.
Carbonate de chaux	20	—
Quinquina rouge	12	—
Magnésie calcinée	16	—
Essence de menthe	X	gouttes.

(*Magitot*).

II. Carbonate de chaux précipité	15	grammes.
Magnésie calcinée	15	—
Gomme arabique pulvérisée	15	—
Bicarbonate de soude	10	—
Safranine	1	—
Chlorhydrate de quinine	0	gr., 20
Essence de menthe ou de rose	X	gouttes.

(*Poinsot*).

Acide (*neutralise l'alcalinité de la salive*).

Iris	30	grammes.
Bitartrate de potasse	10	—
Pierre ponce	10	—
Teinture d'ambre musquée	1	—

(*Redier*).

Antiseptiques.

I.	Résorcine	2 grammes.
	Salol	4 —
		(*Friteau*).
II.	Charbon pulvérisé	10 grammes.
	Quinquina gris	5 —
	Magnésie	5 —
	Résorcine	1 —
	Salol	0 gr., 50
	Essence de menthe	V gouttes.
		(*Vigier*).

Gargarismes et eaux dentifrices.

I.	Acide borique	25 grammes.
	Acide phénique	1 —
	Thymol	0 gr., 50
	Teinture d'anis	10 grammes.
	Essence de menthe	XX gouttes.
	Eau	Q. S. p. 1 litre.
		(*Dujardin-Beaumetz*).
II.	Borate de soude	10 grammes.
	Eau bouillie	1 litre.
III.	Borate de soude	10 grammes.
	Glycérine	40 —
	Infusion de feuilles de coca à 5 0/0	200 —
IV.	Eau oxygénée à 12 volumes neutralisée par la soude	1 litre.
	Acide borique	30 grammes.
V.	Borate de soude	6 grammes.
	Teinture de benjoin	10 —
	Eau bouillie	200 —
	Sirop de mûres	40 —

Élixirs dentifrices.

I.	Acide phénique cristallisé	5 grammes.
	Teinture d'iode	10 —
	Essence de citron	3 —
	Essence de menthe	5 —
	Alcool à 50°	1000 —
		(*Dubois*).

II.	Essence de menthe	10 grammes.
	Essence de rose	2 —
	Essence de néroli	2 —
	Essence d'anis	1 —
	Teinture d'oseille	Q. S.
	Alcool à 90°	10 grammes.

(*Andrieu*).

III.	Alcool de menthe	100 grammes.
	Alcoolature de cochléaria	50 —
	Eau de Botot	50 —
	Résorcine	10 —
	Saccharine	0 gr., 05

Une cuillerée à café dans un verre d'eau.

Contre la fétidité de l'haleine, on se gargarisera avec la solution suivante :

Liqueur de Labarraque	30 grammes.
Teinture de myrrhe / Teinture de lavande	aa 12 —
Eau	30 —
Glycérine	30 —

Toilette buccale. — Nous voici donc en possession de tout le matériel nécessaire à la toilette de la bouche et des dents. Quand et combien de fois par jour faut-il la pratiquer? Chaque jour, il faut procéder au moins à deux nettoyages complets des dents, avec la brosse, le fil, le savon, l'eau oxygénée ou tout autre dentifrice.

Nous n'avons pas besoin de recommander la toilette matinale; tout le monde en reconnaît la nécessité. Mais il faut évidemment la pratiquer à jeun, sinon le café ou le chocolat entraîne dans les voies digestives toutes les saletés amassées dans la bouche durant la nuit.

Pour beaucoup de personnes, celles qui prennent leurs repas dehors, il est difficile de se laver minutieusement la bouche et les dents après chaque repas.

Encore faut-il autant que possible enlever avec le cure-dents tous les débris d'aliments et se rincer la bouche. Mais c'est le soir surtout, avant le coucher, qu'il convient d'appliquer à la lettre les principes d'hygiène buccale. Durant la journée, en effet, la bouche se trouve mécaniquement et constamment balayée de ses ferments et germes par la sécrétion salivaire et par les mouvements de la langue et des joues. Il n'en est pas de même la nuit : tous les muscles sont au repos, le travail des glandes est réduit au minimum, et une douce chaleur voisine de la température du sang est un terrain propice au développement de tous les microbes, qui germent et multiplient à leur aise, s'attaquent à l'émail et préparent activement la carie. C'est pendant le sommeil que l'ennemi fait sournoisement son œuvre de destruction. Si l'on attend au lendemain matin, le mal est déjà fait.

C'est donc la meilleure façon de protéger et de conserver ses dents que de s'endormir avec une bouche nette et débarrassée de tous les ferments.

La mastication. — Ce ne sont pas les seuls mouvements de la langue qui garantissent les dents et les muqueuses contre les microorganismes qui les assiègent et les produits nocifs du chimisme salivaire. La meilleure défense des dents c'est leur travail, ce sont les mouvements de la mastication. En fonctionnant d'une façon normale et complète, les dents détruisent les colonies microbiennes et ne se laissent pas envahir par le tartre, principal agent de la carie. Par malheur, ainsi que nous l'avons dit, bien peu de gens se donnent la peine de mâcher complètement leur nourriture. Plus favorisé que beaucoup d'espèces animales, où les dents ne sont pas seulement des instruments de mastication, mais doivent encore faire l'office d'outils de travail et d'armes offensives et défensives, l'homme est pourvu d'une admirable denture uniquement affectée au service de l'estomac. Mais, par une détestable habitude, contractée souvent au collège, nous ne nous donnons pas la peine de mâcher nos aliments. La mastication est le seul acte volontaire de la digestion, aussi l'accomplissons-nous en dépit du bon sens. C'est ainsi que, dès l'enfance, nous ne mâchons qu'avec un seul côté des maxillaires, fait dû, le plus souvent, à la présence du côté opposé de dents qu'on a négligé de faire soigner ou qu'on n'a pas soignées assez à temps pour éviter que ce qui fut d'abord un moyen de défense contre des souffrances physiques ne devînt une habitude. Et même ces quelques dents qui fonctionnent ne font pas honnêtement leur tâche : mauvais ouvriers, elles fournissent à *Messer Gaster* (pour employer la langue de La Fontaine) un travail outrageusement « saboté ». Nous avons vu quels en sont les funestes résultats pour la santé générale, mais cette mastication sommaire est fatale pour les dents elles-mêmes. Tout organe qui ne fonctionne pas s'affaiblit et résiste mal aux agents de destruction. Ainsi en est-il des dents : le tartre s'accumule en couches épaisses sur celles qui ne travaillent pas et la carie les ronge. Aussi est-il indispensable, si l'on veut conserver toutes ses dents, de les faire travailler toutes. Mâcher lentement, vigoureusement, avec toutes ses dents, ce doit être la première règle de l'hygiène de la bouche aussi bien qu'une des plus importantes de l'hygiène générale.

Les aliments. — Puisque nous en sommes à la mastication, disons quelques mots de la part qui revient aux aliments dans l'étiologie des affections dentaires. C'est une notion courante que les sucreries abîment les dents. Mais il faut entendre l'abus des aliments sucrés, qui subissent dans la bouche une fermentation acide, dont on a déjà vu et dont on verra plus loin les effets pernicieux. Les aliments vinaigrés, dont les femmes abusent autant que des douceurs, sont également nocifs. Cependant, il est juste d'observer qu'un aliment ne s'attaque aux dents et à la muqueuse que si on laisse ses débris séjourner dans la bouche. Les femmes bien soigneuses de leurs dents peuvent céder à leur faible pour les pâtisseries et les sucreries, à condition de se laver la bouche après.

Il faut être plus circonspect pour les enfants, dont les dents sont plus fragiles et chez qui les fermentations se produisent si facilement. L'alimentation de l'enfance doit être riche en sels nutritifs (légumes verts, lait, œufs, etc.), qui favorisent le développement des dents.

Enfin, les aliments glacés ou bouillants sont funestes aux dents.

Les règles hygiéniques que nous avons posées doivent être appliquées avec plus de rigueur encore au cours des maladies générales, comme la chlorose et l'anémie, et des maladies aiguës, ainsi que pendant la grossesse. Dans ce dernier état, la bouche, comme l'estomac, est le siège de fermentations acides abondantes qui expliquent la fréquence de la gingivite et de la carie. Dès le début, il faut enlever le tartre et soigner les dents menacées. Pour les lavages, on aura naturellement recours aux bains de bouche alcalins.

L'antisepsie buccale la plus minutieuse s'impose en temps d'épidémie, car la plupart des contages, comme le bacille de la grippe, celui de la fièvre typhoïde, etc., répandus dans l'air et dans l'eau, prennent la voie buccale pour envahir l'organisme.

L'hygiène dentaire se complétera par l'examen annuel des dents par le spécialiste, qui les débarrassera du tartre dont les soins les plus assidus ne peuvent avoir raison, qui découvrira les foyers morbides ignorés et les fera disparaître avant qu'ils soient trop étendus.

Soins des dents malades.

Quand la bouche contient une ou plusieurs dents cariées ou des racines ouvertes, que la gencive est enflammée, que les muqueuses suppurent plus ou moins, les soins hygiéniques prennent l'importance d'un véritable traitement dont dépendent souvent la durée et le succès des opérations dentaires. Ils doivent précéder, accompagner, compléter l'intervention du praticien. Ce n'est plus une ou deux fois par jour qu'il suffira de prendre des bains de bouche, de se brosser les dents et les gencives, mais quatre, cinq, six fois et davantage si on a la possibilité de le faire. En tout cas, il est indispensable de procéder à un nettoyage complet et rigoureux, non seulement le matin et le soir, mais encore après chaque repas. L'indication capitale est d'assurer l'asepsie de la bouche. On emploiera à cet effet les préparations antiseptiques indiquées précédemment, les gargarismes I et IV, l'élixir I et la liqueur de Labarraque selon la formule donnée à la page 46.

On verra plus loin que, pour le traitement de la carie du quatrième degré et des racines, on bouche provisoirement la chambre pulpaire au moyen de la gutta-percha. Il arrive assez souvent que cette obturation ne tienne pas ; presque toujours cet accident est dû à l'impatience du malade qui ne peut supporter dans la bouche un corps étranger et n'a de cesse que, par les mouvements de la langue, il ne l'ait ébranlé et expulsé. Dans le cas où on ne peut immédiatement avoir recours au spécialiste, il est nécessaire d'aseptiser avec soin la cavité. Au moyen de précelles, on y introduit une petite boulette de coton hydrophile chargée de la solution suivante qui peut aussi servir de calmant contre la *rage des dents* :

Essence de girofle	III gouttes.
Acide phénique neigeux. . .	1 gramme.
Chlorhydrate de cocaïne. . .	10 centigrammes.

A l'aide d'un crochet, on tasse la boulette dans l'orifice. Ensuite, toujours avec les précelles, on imprègne un morceau de coton plus volumineux d'un vernis à la sandaraque ou de collodion qui se trouve dans tout nécessaire de pharmacie et on ferme toute la carie.

L'obturation se trouve ainsi fixée. Mais on comprend qu'elle est très précaire et ne saurait empêcher les liquides et même les particules alimentaires de pénétrer dans les canaux de la racine. On ne se livrera donc à cette opération que si les douleurs sont intolérables. Sinon, il est préférable de se borner à multiplier les bains de bouche et de voir le dentiste aussitôt que possible.

Résumé des règles d'hygiène dentaire et buccale.

1° Avant la dentition, laver la bouche du nourrisson, après chaque tétée, avec une boulette de coton imbibée d'eau de Vichy ou d'une solution antiseptique (acide borique à 3 p. 100). — La nourrice se lavera le sein avec la même solution avant chaque tétée. — Pour les enfants élevés au biberon, la tétine du biberon sera lavée à l'eau oxygénée avant et après les tétées.

2° Au moment où les dents commencent à sortir, il ne faut pas donner aux enfants des hochets ou d'autres corps durs, ni leur frotter les gencives avec les doigts. Le prurit de la dentition sera mieux soulagé en frictionnant les gencives avec un tampon de coton imprégné de la solution indiquée à la page 31.

3° La conservation des dents de lait est aussi importante pour la santé générale que celle des dents permanentes; leur chute prématurée est la cause principale des malformations de la seconde dentition et provoque un arrêt de développement de la mâchoire. Il est donc indispensable de les entourer des mêmes soins que les dents de remplacement. — Dans les premières années, c'est la mère qui nettoiera la bouche de l'enfant et emploiera la brosse dès que toutes les dents auront percé. A l'âge de cinq ou six ans, l'enfant doit commencer à se brosser lui-même et à se gargariser. Il faut lui apprendre qu'il est moins grave d'oublier de se laver la figure que la bouche et les dents. — On ne le bourrera pas de sucreries. — Il apprendra à mâcher avec toutes ses dents et vigoureusement.

4° Le nettoyage mécanique à l'aide de la brosse, du cure-dents ou plutôt du fil de soie, constitue la base de l'hygiène dentaire. — On y ajoute le savonnage et les bains de bouche. Les eaux et poudres employées à cet effet doivent agir de façon à entraver les fermentations acides et les excès d'alcalinité de la salive et à maintenir le milieu buccal neutre (voir les formules de savons, eaux, élixirs et poudres, pages 43 et suiv.).

5° On se brossera toutes les dents; elles seront frottées dans le sens vertical et sur toutes les faces, du côté de la langue aussi bien que du côté des lèvres.

6° On doit procéder au nettoyage complet (brossage et gargarisme) de la bouche et des dents au moins deux fois par jour : le matin, à jeun, et le soir, avant le coucher. La toilette dentaire de nuit est même plus importante que celle du matin.

7° Après chaque repas, débarrasser la bouche de toutes les traces d'aliments par un nettoyage complet, si possible; en tout cas, au moyen du cure-dents en plume (dont on n'abusera cependant pas, parce qu'il refoule la gencive et la décolle) et mieux encore à l'aide du fil de caoutchouc, de lin ou de soie cirée.

8° Les aliments sucrés, acides et vinaigrés, sont nuisibles aux dents si on en fait un usage immodéré; leur consommation normale est inoffensive, mais il est prudent de la faire suivre d'un rinçage de bouche.

9° Au cours des maladies générales, des affections

fébriles, des épidémies, de la grossesse; on redoublera de précautions.

10° Une fois par an, la bouche sera examinée par le dentiste.

L'hygiène dentaire dans les écoles et dans l'armée.

L'hygiène de la bouche et des dents a été jugée d'une telle importance pour la santé générale, que les pouvoirs publics se sont préoccupés de la faire prescrire dans l'armée et les écoles.

Voici les principaux extraits d'une circulaire spéciale relative aux soins de la bouche adressée, le 23 mars 1908, par le Ministre de l'Instruction publique aux recteurs de tous les ressorts académiques de France :

Circulaire de M. le Ministre de l'Instruction publique.

« L'hygiène de la bouche chez les écoliers a fait, au Congrès international d'hygiène scolaire qui a tenu ses assises à Londres au mois d'août 1907, l'objet d'importantes communications qui ont établi que cette partie de l'hygiène scolaire est de plus en plus, à l'étranger, l'objet de la sollicitude des pouvoirs publics.

« En France, des mesures locales ont pu, parfois, être prises pour faire donner aux élèves de l'enseignement primaire les soins que réclame une bonne hygiène de la bouche. Mais aucune décision d'ordre général n'est, jusqu'à présent, intervenue. Cependant, si l'on consulte les documents les plus récents sur la matière, l'on constate que, par suite sans doute d'une alimentation insuffisante ou nuisible, un petit nombre d'élèves des divers pays, 5 pour 100 à peine, a une denture absolument saine, que la proportion des dents malades s'élève parfois jusqu'à 36 pour 100 de la denture et qu'elle ne s'abaisse nulle part audessous de 14 pour 100, de telle sorte que l'on a pu écrire que « de toutes les maladies populaires, la carie dentaire est la plus « répandue ».

« Les médecins combattent avec juste raison le préjugé populaire qui veut que le mal de dents, si douloureux qu'il puisse être, soit un malaise passager. Ils estiment que la carie dentaire est une maladie qui peut en déterminer d'autres beaucoup plus graves. A leur avis, l'enfant qui a la bouche pleine de dents gâtées et douloureuses ne saurait devenir fort, robuste et sain. Leur opinion, à cet égard, peut être ainsi résumée :

« Sans parler de la fétidité de l'haleine, des maux de tête, des troubles locaux, fluxions, abcès, douleurs souvent intolérables qui proviennent du mauvais état des dents, nombre d'affections de l'estomac et de l'intestin sont provoquées ou aggravées par l'irritation des muqueuses consécutive à l'ingestion d'aliments insuffisamment soumis à l'action de la mastication et de la salive.

« S'il est vrai qu'une simple irrégularité dans la disposition des dents peut déterminer des conséquences telles que la rupture d'équilibre articulaire des dents, un développement anormal des mâchoires et des dents, des troubles de la phonation et de la respiration, à plus forte raison doit-on s'attendre à ce que les dents malades deviennent un milieu de culture éminemment favorable aux plus redoutables microbes qui, par l'air, pénètrent jusque dans les poumons, avec la salive, dans l'estomac, et, par la voie lymphatique, s'insinuent dans l'organisme, comme le prouve le gonflement des ganglions du cou chez presque tous les enfants ayant des dents cariées. Toujours dangereuses, ces complications le sont particulièrement chez l'enfant ou chez l'adolescent, parce que leur organisme en voie de formation, partant plus délicat, offre moins de résistance aux maladies infectieuses.

« Les soins dentaires doivent être donnés dès le bas âge, au cours de la période pendant laquelle les dents, en voie de formation ou légèrement atteintes, peuvent être l'objet d'un traitement efficace. On peut poser en principe que toute dent malade qui n'a pas été soignée à temps, pendant l'enfance ou l'adolescence, est une dent perdue.

« L'importance de l'hygiène dentaire est donc incontestable.

« J'ai, en conséquence, décidé que, dans les écoles normales, des mesures seront prises pour que les soins de la bouche soient désormais l'objet d'une surveillance rigoureuse de la part des chefs de ces établissements. Ces mesures sont exposées dans le document annexé à la présente circulaire. Je vous prie de vouloir bien assurer leur exécution.

« GASTON DOUMERGUE. »

ANNEXE.

A. *Organisation de deux services distincts d'inspection et de traitement dentaires.*

. . . .

. . . .

B. *Soins à donner à la bouche.*

« En ce qui concerne les soins à donner à la bouche, les dents doivent être très attentivement nettoyées sinon après chaque repas — ce qui serait l'idéal — du moins deux fois par jour, le matin après le lever et surtout le soir après le souper. Il est à remarquer que les légumes et, d'une manière générale, les aliments renfermant de l'amidon ou du sucre, tels que le pain, la pomme de terre, le riz, les matières sucrées, en particulier celles qui adhèrent aux dents, sont bien plus nuisibles que la viande, non seulement parce que ces aliments se divisent en particules très fines qui s'insinuent dans les interstices ou dans les cavités dentaires, mais parce qu'ils attaquent les dents, après s'être transformés en matières acides. Or, c'est pendant la nuit que cette transformation peut s'opérer le plus à loisir et qu'elle s'exerce, par conséquent, de la manière la plus nocive. Il est donc de toute nécessité que la bouche soit nettoyée ou tout au moins soigneusement rincée avant le coucher et qu'après le dernier nettoyage de la journée on s'abstienne de prendre aucun nouvel aliment.

« Pour le nettoyage des dents, il est préférable d'employer une brosse très dure qui sera elle-même soigneusement nettoyée après chaque utilisation et conservée à l'abri de la poussière et des contacts douteux, dans un étui de verre, par exemple. Autant que possible, on se servira d'une brosse dont les soies seront allongées à l'extrémité, cette disposition permettant à la brosse d'atteindre plus sûrement la surface postérieure des dents de sagesse et les parois internes de toutes les dents.

« Le brossage aura lieu dans tous les sens, sur toutes les faces, c'est-à-dire en arrière et au fond comme en avant, sans qu'on craigne de frotter vigoureusement les gencives et même de les faire saigner. Pour que le nettoyage des interstices soit efficace, il importe que le brossage soit pratiqué très attentivement de bas en haut et de haut en bas, c'est-à-dire perpendiculairement aux gencives. Les particules d'aliments qui, logées entre les dents, résisteraient à l'action de la brosse, devront être enlevées au moyen d'un cure-dents en plume d'oie ou d'un fil de soie qu'on passera entre les dents.

« L'eau pure bouillie, le bicarbonate de soude, la craie préparée, ou un mélange des deux à parties égales, sont particulièrement recommandés pour le nettoyage des dents. Des savonnages énergiques (au savon blanc) des dents et des gencives, suivis d'un rinçage à l'eau bouillie, boriquée si possible, peuvent être également employés.

« Dans le cas où la bouche suppure par quelque point, en outre du brossage avec une des solutions qui viennent d'être indiquées, des bains de bouche, avec une solution antiseptique, répétés plusieurs fois par jour, s'il est nécessaire, auront un effet utile. La formule suivante est donnée à titre d'indication :

Acide phénique.	5 grammes	dans un litre
Alcool.	10 —	d'eau bouillie.

Circulaire de M. le Sous-Secrétaire d'État a la Guerre.

De son côté, le Sous-Secrétaire d'État à la Guerre a envoyé, le 10 octobre 1907, la circulaire suivante aux commandants de corps d'armée :

« L'hygiène moderne a démontré l'importance que l'on doit donner aux soins de la bouche et des dents. Jusqu'ici cette question fut secondaire dans l'armée et cependant les journées d'indisponibilité pour cette cause atteignent un chiffre élevé. En 1903, notamment, il y eut 1 845 soldats hospitalisés sur 18 639 journées de traitement. De plus, ces affections nécessitent souvent une intervention chirurgicale sérieuse, alors que ces complications pourraient être évitées par une surveillance attentive et par des soins donnés en temps opportun.

« En conséquence, il sera donné au Val-de-Grâce un enseignement de stomatologie par un médecin-major pourvu du diplôme de chirurgien-dentiste.

« D'autre part, les dispositions suivantes seront appliquées dans les corps de troupes :

« Au moment de l'incorporation, les médecins examineront la bouche et les dents de chaque soldat et mentionneront leurs constatations sur une fiche appelée « fiche dentaire » qui sera tenue à jour tous les trois mois. On profitera pour ces examens des visites de santé et des pesées périodiques. »

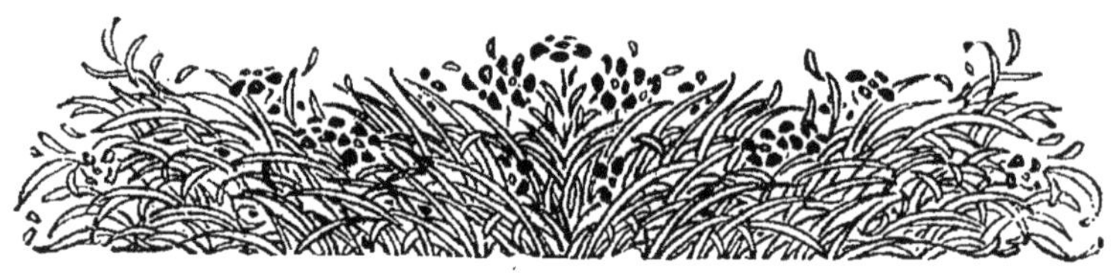

Troisième Section

Maladies et Traitement

Anomalies dentaires.

Les dents peuvent varier en nombre. Le plus souvent l'anomalie numérique se traduit par une diminution et atteint surtout les dents constituées en séries plus nombreuses, c'est-à-dire les incisives (absence de l'incisive latérale) et les grosses molaires (absence des dents de sagesse). Bien plus rarement il y a augmentation de nombre : les dents surnuméraires sont situées derrière les incisives ou en dehors des molaires. Elles entravent la mastication, peuvent blesser la langue, et l'extraction s'impose.

Les anomalies les plus fréquentes portent sur la direction des dents. Une dent ou toutes les dents, surtout celles de la mâchoire supérieure, peuvent être projetées en avant; d'autres fois elles sont inclinées en arrière (surtout les incisives latérales supérieures), sur le côté (anomalie qui atteint surtout la dent de sagesse inférieure et peut provoquer des ulcérations de la joue et de la langue).

Il y a encore des anomalies de siège : la canine prend la place d'une prémolaire ; une dent est plantée hors du bord alvéolaire ou même hors de la bouche, dans le nez, dans le sinus maxillaire, etc. Quand il n'est pas possible de ramener ces dents à leur place normale, il est nécessaire de les arracher.

Enfin les dents peuvent présenter des formes irrégulières; les racines, surtout pour les molaires, sont plus ou moins nombreuses, elles sont plus ou moins convergentes ou divergentes. On appelle *dent barrée* celle dont les deux racines se fusionnent par leurs sommets; l'extraction en est difficile. Les dents sont quelquefois plus volumineuses *(géantisme)* ou plus petites *(nanisme)* qu'à l'état normal. Le géantisme affecte les dents de la mâchoire supérieure, le nanisme toutes les dents.

Les plus fréquentes de ces dispositions vicieuses sont celles de direction. Elles reconnaissent pour cause générale le rachitisme et pour cause locale la chute prématurée ou l'extraction imprudente de dents temporaires. La dent de lait, on ne saurait trop le répéter, trace le chemin à la dent permanente et son extraction prématurée peut entraîner de graves anomalies de direction. D'autre part, on sait que ce sont les dents qui donnent aux maxillaires leur forme et leur hauteur. Si à la période de la croissance plusieurs dents manquent à l'une des deux mâchoires, elle se développera moins que l'autre, restera plus petite et, quand les dents permanentes viendront à remplacer les dents de lait, elles chevaucheront les unes sur les autres, les arcades dentaires ne s'adapteront pas, elles seront atteintes soit d'*atrésie* ou diminution du diamètre transversal entraînant la projection des dents antérieures en avant (d'où *zézaiement* et insuffisance de respiration nasale), soit de *prognathisme*, saillie en avant des arcades dentaires, caractéristique des races négroïdes. Le menton en galoche ou prognathisme de la mâchoire inférieure est surtout prononcé dans la vieillesse ; il est produit par la poussée de la langue contre les incisives inférieures et l'usure des surfaces de l'articulation temporo-maxillaire, de sorte que le condyle de la mâchoire inférieure glisse en avant de la cavité glénoïde du temporal.

Traitement des anomalies. — Les anomalies des dents et des maxillaires sont, pour la plupart, susceptibles d'être corrigées par un opérateur habile au moyen de divers appareils de prothèse. Il n'est guère possible d'en donner ici une description même sommaire.

Les procédés les plus simples et les plus anciens consistent à opérer le redressement au moyen d'un ressort ou à l'aide de fils de caoutchouc ou de soie.

S'agit-il, par exemple, de redresser deux dents de la mâchoire supérieure venant frapper en dedans de celles du bas, un petit ressort exerçant derrière ces dents une pression continue les repoussera à leur place.

C'est de cette manière que l'on arrive à redresser ces dents qui parfois s'avancent en dehors, enlaidissent la bouche et semblent deux petites défenses.

Un fil élastique passant derrière les deux incisives du milieu réunit les deux dents à redresser et, par une pression égale et continue, les force à réintégrer leur place : pour éviter toute récidive on les maintient dans leur nouvelle position quelques mois encore au moyen d'un fil d'or joignant deux petits colliers posés sur chaque dent.

D'ailleurs c'est à l'habileté et à l'adresse du dentiste de trouver le moyen approprié à chaque cas, de même que c'est à lui de juger s'il y a lieu de sacrifier une ou plusieurs dents, — car ces dentitions anormales sont souvent très serrées, les dents sont entassées, imbriquées les unes sur les autres comme les tuiles d'un toit, et, pour faire une place aux dents que l'on cherche à faire rentrer dans le rang, il faut quelquefois se résoudre à l'extraction.

Les redressements peuvent être tentés à tout âge; mais c'est entre onze et quinze ans que les mâchoires et les dents, plus vivantes, plus richement vascularisées et moins calcaires, se prêtent le mieux aux modifications qui leur sont imprimées. Le succès de la correction, la durée du traitement dépendent aussi de la santé du sujet et de son hérédité dentaire.

C'est lorsqu'on porte un appareil de redressement qu'il faut se soumettre à une hygiène buccale rigoureuse qu'il appartient au dentiste de prescrire. La moindre négligence pourrait être chèrement payée; ce seraient la carie, les stomatites, la gingivite, l'infection de la bouche et la destruction des dents. On doit brosser non seulement les dents, mais aussi l'appareil s'il est inamovible; s'il est amovible, il faut l'entretenir avec le plus grand soin. Après chaque repas, rinçage minutieux de la bouche avec un dentifrice antiseptique et alcalin.

Le Tartre.

Le tartre est un enduit formé sur les dents par l'accumulation de microbes, de sels de la salive et de matières organiques, provenant des aliments, des débris épithéliaux, de globules de graisse et de phagocytes ou globules blancs du sang. Il n'y a pas de microbe spécifique du tartre; tous ceux qui se développent chez l'homme, à l'état pathologique ou normal, se donnent carrière dans la formation du tartre. Parmi les microbes les plus redoutables rencontrés dans ce produit figurent ceux de la pneumonie et de la méningite (pneumocoques), de l'infection purulente (streptocoques et staphylocoques pyogènes) et ceux des maladies intestinales (colibacille, etc.).

Ces microorganismes et ceux des fermentations buccales décomposent la salive et précipitent les carbonates et les phosphates qui s'y trouvent en solution.

C'est pourquoi le tartre attaque surtout les dents voisines des glandes productrices de salive. On le trouve avant tout à la surface linguale des incisives inférieures au niveau desquelles s'ouvrent, comme on l'a vu, les canaux des glandes sublinguales et sous-maxillaires.

Il est tout aussi fréquent à la surface des molaires supérieures, qui regardent les joues, surface constamment baignée par la salive provenant des glandes parotides.

Ce n'est pas à dire que les autres dents en soient absolument exemptes: d'une façon générale le tartre s'installe sur les parties qui ne sont pas soumises à un frottement constant. La mastication, quand toutes les parties de la bouche y prennent part régulièrement, est le meilleur préventif du tartre. On a remarqué, en effet, que, lorsque les dents d'un côté de la bouche restent inemployées, pour une cause ou pour une autre, elles se recouvrent rapidement de tartre. C'est donc une nécessité absolue, on ne saurait trop y insister, de faire travailler toutes ses dents : si, pour quelque raison que ce soit, certaines dents ne peuvent remplir leur fonction masticatrice, un brossage énergique et renouvelé suppléera à cette absence de frottement naturel.

Le tartre se présente sous des formes variées. Tantôt c'est un enduit mou, visqueux, entourant le collet des dents et qui s'enlève facilement sous la poussée d'un instrument chirurgical approprié. Le plus souvent il est dur, épais et pierreux, adhère à l'émail et présente de la résistance à l'outil. La couleur varie et va du gris jaunâtre au noir ; — quoique la couleur ne soit pas absolument en rapport avec le plus ou moins d'ancienneté du dépôt, la teinte noirâtre est caractéristique d'un long séjour dans la bouche. Le tartre est noir chez les fumeurs, chez les ouvriers qui travaillent les métaux, etc.

La présence du tartre favorise les fermentations bacillaires de la bouche et les microbes trouvent en lui un admirable terrain de culture. Le contact du tartre avec la gencive a des conséquences déplorables; il la décolle, ouvre la voie aux infections, pénètre parfois jusqu'à la racine et déchausse la dent qui, alors même qu'elle n'est pas cariée, finit par être ébranlée dans l'alvéole et par tomber. L'alvéole, en partie dégarnie de sa muqueuse protectrice, est envahie par les microbes et devient le siège d'une inflammation purulente.

Le tartre entretient aussi la muqueuse gingivale dans un constant état inflammatoire et cette irritation de la gencive rend doublement malaisé le nettoyage de la bouche et des dents, de sorte que les soins hygiéniques sont négligés là surtout où ils s'imposent d'une façon absolument impérieuse.

En outre, les gencives enflammées étant sensibles au moindre contact, la mastication des aliments devient douloureuse. Défaut de soins, mastication incomplète, voilà d'excellentes conditions pour les microbes du tartre. Aussi, à l'abri de leur carapace calcaire, ils travaillent activement à préparer le terrain pour la carie.

Enfin, le tartre modifie les odeurs de la bouche. Les fermentations constantes provoquées par la présence d'innombrables colonies microbiennes rendent la bouche mauvaise et l'haleine fétide.

Nettoyage des dents par le dentiste. — Des dents recouvertes de tartre sont fatalement condamnées à la carie; ce produit, comme on vient de le voir, est un agent puissant d'infection. Il ne menace pas seulement les dents et les gencives, mais les microbes qu'il récèle sont à l'affût de la moindre diminution de résistance vitale pour pousser leurs atteintes plus loin, pour empoisonner l'économie tout entière par les toxines qu'ils sécrètent, pour aller exercer leur ravages dans le poumon ou dans le tube digestif. Même en dehors de tout péril d'infection, le tartre est dangereux comme corps étranger. Sa présence compromet les dents les plus vigoureuses, qu'il dégrade et érode. Les dépôts de tartre doublent parfois le volume des dents et on comprend que des dents ainsi enrobées deviennent de piètres instruments de mastication et que leur vitalité, leur résistance est notablement affaiblie.

Il faut donc enlever le tartre et il faut le faire souvent, parce qu'il se reforme continuellement et qu'il est peu de dentitions qui en soient exemptes. C'est pour cela qu'une personne soigneuse de ses dents, autrement dit, soucieuse de sa santé, rendra au moins une fois l'an visite au dentiste, qui, seul, peut pratiquer l'ablation du tartre.

On se sert pour détacher le tartre des dents d'un instrument appelé *grattoir* que l'on introduit sous le bloc de tartre.

Pour atteindre les endroits les plus reculés de la bouche, on emploie des grattoirs courbes. D'autres ont la forme d'une houe ou d'une hachette et servent à nettoyer les molaires et les prémolaires.

On emploie ces divers instruments soit en poussant (méthode de pression), soit en tirant (méthode de traction).

Avec le premier procédé, après avoir appliqué la lame du grattoir sur le bloc de tartre, on *pousse* l'instrument dans la direction de la racine en l'introduisant entre l'émail et le tartre

Dans le second procédé (méthode de traction), le grattoir est introduit sous la gencive, on l'insinue sous le bloc de tartre et on détache la masse en tirant.

Chaque méthode a ses avantages et ses inconvénients et est employée suivant les circonstances.

La grosseur de ces blocs de tartre ainsi détachés est très fréquemment une cause d'étonnement pour le patient, qui croyait à une tumeur, et aussi d'appréhension, car il s'imagine qu'on démolit la dent elle-même.

Nous avons observé un bloc qui doublait le volume d'une grosse molaire. Des dents atteintes à ce point ne peuvent pas être sauvées, même — ce qui est rare — si elles ne présentent aucune trace de carie.

Mais l'opération ne peut se borner à l'enlèvement du tartre. Les parties de la dent qui en étaient couvertes sont dépolies, rugueuses et, laissées en cet état, elles constitueraient des lieux d'élection pour les microbes et ne tarderaient pas à se revêtir de nouveaux dépôts. De plus, il y aurait là un défaut d'esthétique susceptible de blesser l'œil le moins difficile.

Le grattage est donc suivi du *polissage* qui rend à l'émail son éclat et sa blancheur. Le polissage s'effectue au moyen de pointes en bois et de brosses. On monte sur un tour mobile, mû par le pied ou l'électricité, de petites brosses droites ou circulaires, dures, chargées de pierre ponce. Le brossage est prolongé jusqu'à ce qu'il ne reste plus de trace de tartre et que l'émail soit lisse et brillant. On peut aussi au lieu de brosses se servir de pierre ponce pulvérisée dont on recouvre de petites capsules de caoutchouc ou des pointes de cuir. On débarrasse ensuite les gencives et les interstices dentaires des poussières de ponce au moyen de la seringue ou de la poire de caoutchouc.

Le tartre enlevé, il s'agit de soigner la gencive toujours douloureuse et sujette à des épanchements sanguins. On appliquera dessus des antiseptiques. On doit détruire également les culs-de-sac de la gencive, où la suppuration pourrait continuer. On a préconisé pour la destruction de ces culs-de-sac et l'assainissement de la bouche tous les caustiques connus, voire même l'acide sulfurique. Après avoir détruit les culs-de-sac, il faut encore pendant quelque temps traiter la partie intéressée avec des antiseptiques. Les meilleurs résultats ont été obtenus jusqu'à présent avec l'acide lactique.

La diversité des traitements prouve que le véritable remède reste encore à trouver. Tout récemment une nouvelle méthode semble avoir donné une meilleure solution de la question. C'est celle que M. Metchnikoff a préconisée pour combattre l'infection intestinale. Sans entrer dans le détail du traitement, disons qu'on ensemence la bouche, préalablement débarrassée de son tartre, avec une bouillie de bacille lactique. L'ensemencement est renouvelé tous les soirs pendant un mois ou six semaines. On obtient ainsi un assainissement complet là où tous les autres procédés ont échoué.

La Carie dentaire.

Sous le nom de carie, on désigne une maladie qui s'attaque à un endroit de la dent, y fait un trou et la vide complètement. Ce serait une erreur de croire que la carie soit une maladie du siècle; elle est aussi vieille que l'humanité, et nos pères, pour l'avoir moins bien connue, n'en ont pas moins souffert.

Les causes de la carie sont nombreuses et d'ordres divers — causes prédisposantes et causes acquises.

Des investigations portant sur plus de cent mille

cas ont permis de constater que sa fréquence varie avec les différentes races : c'est ainsi que les races celtiques y sont moins sujettes que les races anglo-saxonnes ou germaniques.

Les vieilles populations du centre de la France en sont presque complètement exemptes, tandis que celles habitant les côtes ou l'embouchure des fleuves (Normandie, Bretagne), celles de l'Est et du Nord, d'origine scandinave et germanique, comptent dans notre pays le plus de mâchoires gâtées par la carie.

Sur la carte dentaire de la France, le département du Puy-de-Dôme fournit à la carie le plus faible contingent, tandis que la Dordogne présente le plus de victimes. La Seine est parmi les régions les plus éprouvées.

Les races possédant un fort squelette et par suite des maxillaires très développés ont des dents plus robustes que celles des races à système osseux grêle.

La civilisation, elle aussi, joue un grand rôle dans l'étiologie de la carie. Chez les peuples cultivés, les os du crâne se développent aux dépens des os de la face et en particulier des maxillaires, qui deviennent faibles, graciles et trop réduits pour recevoir trente-deux dents. Celles-ci, pressées les unes contre les autres, gardent dans leurs interstices des parcelles alimentaires qui s'y corrompent.

Mais, chez le sauvage mangeur de chair crue, les dents doivent fournir un travail beaucoup plus considérable que chez le civilisé qui ne se nourrit que de viande cuite à point; aussi les maxillaires conservent-ils un développement favorable à l'arrangement et à l'espacement des dents sur les arcades.

L'influence de l'hérédité est depuis longtemps connue. La carie frappe les lymphatiques plus que les sanguins, les blonds plus que les bruns.

Elle est plus fréquente chez les jeunes gens que chez

les hommes mûrs, parce que la dent devient plus riche en sels minéraux et par suite plus résistante à mesure qu'on avance en âge.

Les femmes sont plus sujettes à la carie que les hommes. Elles y sont surtout exposées pendant la grossesse qui favorise la fermentation acide de la bouche et la décalcification des dents.

La carie attaque particulièrement les dentitions anormales, les dents creusées de sillons, d'érosions, de fissures où s'accumulent les agents pathogènes.

Les dents jaunes résistent mieux que les dents blanches, rosées et surtout que les dents bleuâtres.

La carie est favorisée par les maladies aiguës ou chroniques, les états diathésiques (goutte, rhumatisme, diabète), ainsi que par le surmenage physique ou intellectuel.

Toutes ces causes ne provoquent pas fatalement la carie. L'hérédité, l'âge, le sexe, l'état général rendent les dents plus ou moins résistantes, mais c'est l'observation ou le dédain des soins hygiéniques qui font que les prédispositions ethniques, familiales ou individuelles se traduisent ou non par la carie.

Celle-ci est produite par la déminéralisation des dents quand le milieu buccal, normalement neutre ou alcalin, est le siège de réactions acides.

Faites l'expérience suivante : plongez un os dans un acide, l'acide chlorhydrique, par exemple ; — au bout de quelques minutes, l'os, qui a conservé sa forme, a acquis la souplesse du caoutchouc : l'acide a dissous les parties pierreuses et il ne reste plus que la matière organique. C'est exactement ce qui se passe pour les dents quand les aliments acides ou à fermentation acide (vinaigre, cidre, pommes, groseilles, condiments, sucre, lait, débris alimentaires, etc.) séjournent dans la bouche. Les fermentations acides sont dues à la décomposition des aliments par divers microbes pathogènes ou non pathogènes. Il n'est pas prouvé qu'il existe un microbe spécifique de la carie. Il est même probable que tous les microbes installés dans la cavité buccale travaillent de concert à dégarnir nos mâchoires. Les uns produisent des acides, d'autres désagrègent, dissolvent, liquéfient l'émail et l'ivoire.

L'émail attaqué perd son éclat; puis il se couvre de taches blanchâtres, et, lorsque celles-ci disparaissent, on aperçoit à leur place un trou.

La carie n'atteint pas toutes les dents également : les dents *supérieures* sont plus éprouvées que les inférieures, celles du côté gauche plus que celles du côté droit. Le mal frappe d'abord les grosses molaires des deux mâchoires, les incisives et les canines supérieures; il gagne ensuite les prémolaires et beaucoup plus rarement les incisives et les canines inférieures.

En un mot, les dents atteintes de préférence sont celles que la brosse visite difficilement.

Le point précis où commence la carie est généralement situé à l'endroit où deux dents très serrées ne laissent pénétrer ni fil de lin, ni poil de la brosse.

Les meuniers, les boulangers et les raffineurs souffrent d'une carie particulière qui affecte les faces linguale et labiale des dents, laissant à peu près intacte la surface sur laquelle se fait la mastication, ainsi que les espaces interdentaires.

On distingue quatre phases dans l'évolution de la carie (*fig.* 23) :

Carie du 1er degré. — Sur un point de la dent, généralement voisin des faces triturantes, apparaît une coloration brune ou noire. Cette tache est blanc jaunâtre ou grisâtre quand la carie débute dans l'interstice de la dent. Il n'y a pas d'autres signes, pas de douleur, — ni spontanée, ni provoquée par l'examen.

Carie du 2e degré. — L'infection gagne la dentine, qui, étant moins résistante que l'émail, pourrit rapidement. La fissure de tout à l'heure est devenue une cavité. Tant que la pulpe reste intacte, il n'y a pas de douleur; on ressent seulement de façon assez sensible les différences de température. Les aliments sucrés ou acides irritent la dent.

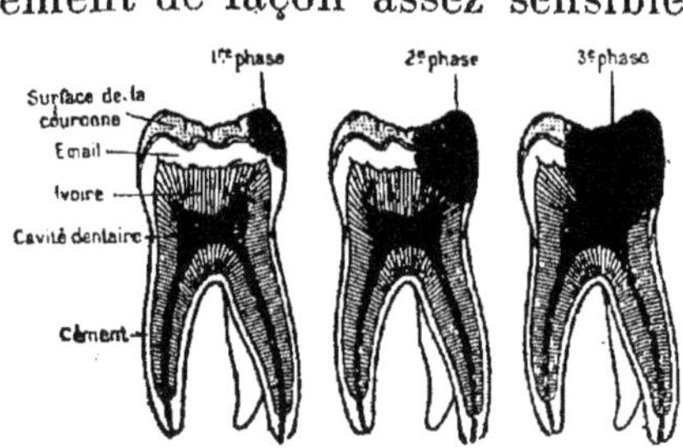

Fig. 23. — Différentes étapes de la carie.

Carie du 3e degré. — Mais la paroi qui recouvre la pulpe va sans cesse s'amincissant; la douleur augmente et les sensations de chaud et de froid deviennent de plus en plus sensibles. Un jour, sous l'effort de la mastication, cette paroi crève, la pulpe s'enflamme et le nerf est mis à nu; les souffrances deviennent alors intolérables, lancinantes, continues, avec des exaspérations, des *rages de dents.* La douleur se propage à toute la moitié correspondante de la face. Le contact de l'air, des liquides chauds ou froids, l'effort, la pression, tout est douloureux. On salive beaucoup, les yeux sont rouges et larmoyants. La dent semble s'allonger : on a une *dent de caoutchouc.* Le malade ne peut pas mastiquer; il ne se sert plus que du côté sain de la mâchoire; l'autre, ne fonctionnant plus, s'encrasse rapidement, ce qui ne fait que contribuer à aggraver la lésion, car, de la sorte, les bacilles peuvent pulluler tout à leur aise.

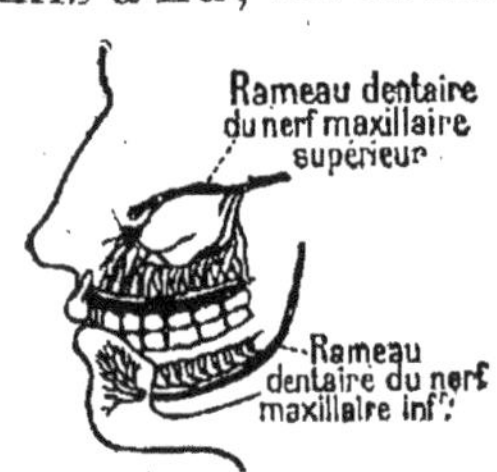

Fig. 24. — Nerfs dentaires.

C'est chose assez commune que d'attribuer à ces douleurs une origine névralgique ou rhumatismale;

il n'en est rien cependant, la carie en est la seule cause. La carie du 3° degré peut provoquer de la surdité, des troubles de la vue, des crises hystériques.

Carie du 4° degré. — La pulpe est détruite, décomposée et elle forme une boue brunâtre et d'odeur repoussante. Les douleurs cessent à ce moment et le patient s'imagine que tout est terminé.

Arthrite alvéolo-dentaire. — Il peut avoir encore de terribles surprises : un jour ou l'autre les souffrances se réveillent sous la cause suivante.

Des restes d'aliments s'accumulant dans la cavité creuse de la couronne, l'orifice des canaux de la racine se trouve bouché. Les gaz formés par la décomposition de la pulpe, n'ayant plus d'issue en haut, compriment les canaux de la racine où sont logés les vaisseaux sanguins et le nerf dentaire qui se continue au delà de la racine. Aussitôt les douleurs recommencent : la dent devient extrêmement sensible à la moindre pression, le patient a la sensation que sa dent s'allonge, ce qui n'est pas une erreur absolue, car le pus s'infiltre dans le ligament qui comprime la dent et tend à la chasser de l'alvéole. Cette douleur, exaspérée par le moindre contact, même celui de la langue, redouble pendant la nuit, la position horizontale amenant le sang à la tête et activant l'inflammation.

Fluxion. — Si à ce moment la dent n'est pas arrachée, le pus s'accumule dans l'alvéole et va chercher à se frayer un chemin au dehors. Crevant la paroi de l'alvéole, il vient se répandre entre les couches musculaires et sous les téguments de la face. La joue enfle. C'est la fluxion dentaire. Si le mal a pour siège le maxillaire supérieur, l'enflure peut englober jusqu'à la paupière inférieure. S'il s'agit d'une dent du devant, la lèvre est infiltrée et prend parfois l'aspect d'un groin.

Abcès. — La fluxion a souvent pour suite la formation d'abcès siégeant tantôt sur la gencive, tantôt sous le périoste du maxillaire, sous le périoste de la voûte palatine, parfois dans le cou et même dans la poitrine.

Contracture. — Enfin, quand les troisième ou quatrième grosses molaires inférieures sont le siège de la carie, l'articulation du maxillaire se trouve compromise et le patient ne peut ni ouvrir ni fermer la bouche.

Fistules. — Au bout de six à huit jours, le pus ayant fusé au dehors, la douleur cesse, l'inflammation disparaît, le malade se trouve soulagé. Malheureusement, tout ne se borne pas là : la racine de la dent infectée restée dans la gencive jouera le rôle d'une épine dans l'organisme et amènera une suppuration chronique. Le canal que le pus s'est creusé ne se referme plus et forme une fistule qui subsistera tant que la racine n'aura pas été extraite.

Mais pendant ce temps la carie a continué son œuvre. La couronne rongée, évidée intérieurement, a été réduite à une mince lamelle qui s'écroulera sous l'effort de la mastication, laissant la racine dans le maxillaire.

Inflammation des sinus. — Dans certains cas la carie dentaire ne se termine pas de façon aussi simple.

Quelquefois les molaires ou les prémolaires supérieures sont, par leur racine, en rapport avec le sinus du maxillaire supérieur.

Quand l'abcès vient à creuser l'os, la cavité se remplit de pus. L'inflammation du sinus qui s'ensuit provoque des douleurs atroces.

Le pus peut se frayer un chemin dans les parties profondes de la tête et amener des complications mortelles.

Adénites. — Dans les caries des dents inférieures, les glandes peuvent être infectées. C'est ainsi que chez les enfants on attribue souvent à un état scrofuleux ce qui n'est que la conséquence d'une dent cariée. On a même vu des dents malades provoquer un phlegmon du plancher de la bouche. Cette région contient des organes essentiels ; aussi cette complication est-elle très redoutable.

En revanche, on voit des caries rester stationnaires pendant de longues années ou, ce qui est beaucoup plus rare, indéfiniment. Les accidents sont alors inappréciables. Il serait bon pourtant de ne point trop compter sur une terminaison aussi bénigne, d'autant plus que, pour une cause ou pour une autre, des complications pourront surgir inopinément.

Nous n'avons en effet parlé jusqu'ici que des suites immédiates de la carie ; il faudrait maintenant envisager quelques-unes de ses conséquences lointaines. Une des plus redoutables est l'infection graduelle de la bouche. Du point contaminé et qu'elles n'ont aucune raison d'abandonner, les bactéries rayonnent et créent de nouveaux foyers d'infection. La carie gagne toutes les dents les unes après les autres. C'est ainsi qu'on a le spectacle de bouches de vingt ans où ne subsistent que les canines et les incisives inférieures.

Mais, quand même les soins hygiéniques arrêteraient ou du moins retarderaient les progrès de la carie, le fait, par exemple, pour une molaire supérieure de mordre à vide (les deux molaires correspondantes d'en bas ayant disparu) sera pour elle une cause certaine de disparition. Ne venant plus frapper sur la dent opposée, elle aura une tendance à s'allonger et à sortir de son alvéole. Non seulement sa solidité sera compromise, mais, le cément étant à nu et n'étant plus recouvert par la gencive, la dent sera facilement envahie par la carie. Les mâchoires s'efforcent, en outre, d'expulser les dents qui n'articulent plus, les dents rendues inutiles par l'absence d'antagonistes. Ainsi les dents détruites par la carie, celles arrachées et non remplacées dans un des maxillaires peuvent amener la perte des dents correspondantes du maxillaire opposé.

Enfin, chez les personnes âgées tout particulièrement, si la dent ne présente pas une cassure très nette à la limite du collet, les morceaux de dents restés engagés dans la gencive et vulgairement appelés des « chicots », ayant souvent la forme de brèches, de pointes et d'aiguilles très tranchantes, peuvent produire sur la langue ou les joues des blessures graves, qui ont été incriminées dans l'étiologie de certains cancers.

Ces divers exemples prouvent bien la nécessité de faire soigner ses dents sitôt que la carie est visible, c'est-à-dire dès le premier degré.

Si la dent ne peut être sauvée par les moyens que nous indiquerons plus loin, il faudra absolument, par raison d'hygiène, pour éviter des complications futures, et pour l'esthétique de la bouche, la faire remplacer à bref délai.

Traitement de la carie.

Il fut un temps, qui n'est pas très lointain, où le seul remède connu du dentiste était d'arracher toute dent malade. Alors le dentiste justifiait son nom d'*arracheur de dents*. Malheur à la mâchoire sur laquelle il s'abattait! Il la dévastait de fond en comble; partout où il passait, c'était le désert. Mais, grâce aux progrès accomplis par la dentisterie depuis quelques années, on peut être certain que lorsque le praticien se décide à sacrifier une dent, c'est que vraiment il n'est pas possible de faire autrement et que la conservation de certaines dents même saines offrirait plus de dangers que de bénéfice. On peut être convaincu que tout chirurgien-dentiste digne de ce nom hésitera toujours longtemps avant de procéder à l'ablation d'une dent et qu'il n'en demandera le sacrifice que sous la contrainte d'une absolue nécessité. Mieux vaut pour un dentiste de passer pour trop conservateur que de céder à l'impatience du client qui maintes fois réclame la suppression de dents susceptibles d'être encore soignées, restaurées et rendues à leur fonction.

Ce principe absolu que toutes les dents et toutes les racines pouvant être sauvées doivent être conservées n'est mis en défaut que par cet autre que des racines gâtées peuvent devenir une cause de contamination et que vouloir les sauver à tout prix ne serait qu'une dangereuse illusion. Souvent le dentiste doit lutter contre l'obstination du malade, qui s'entête à vouloir conserver de vieilles racines sous prétexte qu'elles ne le font pas souffrir. La peur de l'extraction y entre probablement pour une bonne part.

Une connaissance plus approfondie de tous les moyens que possède le praticien pour ne pas en arriver à cette extrémité et pour supprimer les douleurs de cette opération, quand elle s'impose, tranquillisera bien des gens. Nous allons les passer en revue.

Prophylaxie. — Le traitement préventif de la carie a été indiqué dans un précédent chapitre : c'est l'hygiène de la bouche et des dents. Il est permis d'affirmer qu'une dentition soigneusement entretenue et dont les anomalies ont été corrigées, quelles que soient les conditions héréditaires, les prédispositions et les influences acquises, est presque toujours réfractaire à la carie. Empêchez les réactions acides du milieu buccal, faites enlever les dépôts de tartre, maintenez votre bouche dans un état de propreté rigoureuse et vous ne connaîtrez pas les souffrances de la carie — en tout cas, vous aurez toutes les chances possibles d'y échapper. Nous savons donc le traitement prophylactique de la carie et n'y reviendrons pas ici.

Mais enfin, soit que les règles hygiéniques aient été négligées, soit par suite des diverses causes qui ont été précédemment énumérées, la carie s'est jetée sur une ou plusieurs dents et il s'agit de les sauver.

Il y a un traitement spécial pour chaque degré de la carie, mais, en dehors du soulagement de la douleur, la fin de tout traitement est de préparer la dent à l'obturation, c'est-à-dire de combler la cavité, d'arrêter le travail de la carie, de réparer les pertes de substance, de rétablir le contour naturel de la dent et la forme qu'elle doit affecter vis-à-vis de ses antagonistes.

Traitement de la carie du 1er degré. — On enlève les portions atteintes de l'émail au moyen de *limes*, de *ciseaux à émail*, de *fraises*, de *meules* ou *disques* en corindon, en carborundum ou en pierre d'Arkansas, de roues et de pointes diamantées montées sur le tour. Cette *résection* de l'émail est suivie du polissage. Quand la fissure est profonde, on pratique l'obturation.

Traitement de la carie du 2e degré. — Toutes les parties d'ivoire intéressées par la carie sont enlevées au moyen de fraises et d'excavateurs. L'ivoire est souvent très sensible, surtout au voisinage de la pulpe; on combat les douleurs provoquées par le contact des instruments en desséchant préalablement la cavité par des insufflations d'air chaud pratiquées au moyen de la poire en caoutchouc ou en y introduisant une boulette de coton imprégnée de substances caustiques ou anesthésiques (acide phénique chaud, cocaïne), par l'introduction de cocaïne dans la dent au moyen du courant électrique (cette méthode est nommée la *cataphorèse*) ou par une injection de cocaïne au niveau de la racine. La dentine malade enlevée et la cavité désinfectée et préparée, on l'obture.

Traitement de la carie du 3e degré. — L'un des symptômes les plus importants, c'est la douleur provoquée par la congestion de la pulpe, dénudée ou non. L'indication est de faire légèrement saigner la pulpe en la piquant avec une pointe. On emploie aussi des mixtures calmantes d'opium, de cocaïne, de chloroforme, de teinture de girofle, etc.

Quand la chambre pulpaire est infectée, il est nécessaire de détruire et d'extraire la pulpe. Ce serait, on le conçoit sans peine, un vain et même dangereux travail que celui qui consisterait à enfermer le mal au fond de la cavité et à le laisser continuer son œuvre de destruction derrière le bloc d'or ou de porcelaine.

L'extirpation de la pulpe est rendue indolore au moyen de l'emploi de l'acide arsénieux. Une quantité très minime de poudre arsenicale est recueillie sur une boulette de coton humectée de créosote ou d'acide phénique; ce tampon est introduit dans la cavité préalablement préparée pour la recevoir et recouvert d'un ciment qui l'obture complètement et empêche le caustique de se répandre au dehors et de provoquer des mortifications des muqueuses.

On retire la boulette de coton généralement au bout de quarante-huit heures.

L'acide arsénieux n'est pas la seule substance que l'on puisse employer : on peut aussi dissoudre quelques cristaux de chlorhydrate de cocaïne dans quelques gouttes d'alcool et en imbiber un petit tampon que l'on place sur le nerf. Malheureusement, l'action de la cocaïne est inconstante et variable avec les individus; chez les uns, l'extraction du nerf pourra se faire immédiatement sans douleur; dans d'autres cas, elle sera impossible, selon que l'anesthésie s'est produite ou non. Quelle que soit la méthode employée, l'extirpation du nerf, opération assez délicate, est pratiquée au moyen d'instruments divers *(tire-nerfs, sondes barbelées, équarrissoirs, broches)*, que l'on introduit dans le canal et qui ramènent les débris de pulpe.

Ceci fait, on inonde les canaux d'alcool pour enlever les derniers débris, on y pousse des antiseptiques, on lave de nouveau à l'alcool, on dessèche soigneusement la cavité par des insufflations d'air chaud, et l'on bouche le canal pulpaire à l'aide de gutta-percha.

Celle-ci, dissoute dans le chloroforme, est d'une consistance crémeuse qui a le grand avantage de pren dre la forme de la racine. On pousse cette pâte à l'aide d'une sonde et d'une boulette de coton jusqu'au fond de la racine. Quand le canal est bien rempli, on met en place un cône de gutta solide. On recouvre d'une couche de ciment et, sur cette dernière, on construit l'obturation permanente.

Traitement de la carie du 4e degré. — La pulpe étant complètement détruite, les soins de désinfection doivent être encore plus minutieux que précédemment. Si l'ón se contentait, en effet, de boucher simplement la cavité, les matières pourries enfermées dans le canal de la racine, ne trouvant plus d'issue au dehors, se répandraient dans l'épaisseur du maxillaire et amèneraient une inflammation de l'os; elles fuseraient vers les téguments en provoquant la formation d'abcès et de fistules. Il faut donc extraire avec soin toute la pulpe gâtée et désinfecter rigoureusement le canal de la racine par des lavages. Il est nécessaire de les renouveler jusqu'à ce que le liquide ressorte propre et ne se colore plus au contact de la cavité.

Ceci fait, on remplit la chambre pulpaire d'un antiseptique non irritant, tel que l'essence de girofle, et l'on bouche l'orifice avec de la gutta-percha. On laisse la gutta pendant une semaine; si, dans l'intervalle, le patient ne ressent aucune douleur, c'est signe qu'il ne reste dans les canaux aucun débris. On peut alors procéder au nettoyage des canaux, opération de beaucoup la plus délicate du traitement, car non seulement le canal de la racine est infecté depuis longtemps, mais la dentine elle-même est le siège d'infiltrations purulentes. Les lavages antiseptiques précédemment faits doivent être complétés par un nettoyage mécanique. Enlevant le pansement provisoire, on recherche les orifices des canaux des racines, qu'on élargit même au besoin avec un foret monté sur le tour, en prenant bien garde de ne pas perforer la racine sur l'un de ses côtés.

A l'aide d'une sonde, on racle les canaux et on les débarrasse de toute la matière infectée qu'ils contiennent encore. Puis, nouveaux lavages, séchage et obturation de la cavité ainsi qu'il a été expliqué pour la carie du 3e degré.

Disons enfin quelques mots du traitement des complications de la carie du 4e degré.

L'*arthrite alvéolo-dentaire*, quand l'inflammation n'est pas trop violente, cède à des badigeonnages de la gencive à la teinture d'iode ou à l'application de pointes de feu. Elle disparaît surtout avec la carie qui l'a provoquée. A un degré plus avancé, il faut recourir aux scarifications de la gencive avec le bistouri.

L'on doit ouvrir l'*abcès alvéolaire*, au bistouri ou au thermocautère, aussitôt qu'il est formé. Si on l'abandonne à lui-même, le pus cherche à se frayer une issue vers l'extérieur. Il perfore le maxillaire et détermine la formation d'une *fistule* qu'il est très difficile de tarir. Quand elle ne disparaît pas après le traitement de la dent cariée, on y injecte, à travers le canal de la racine, des liquides antiseptiques ou de l'essence de girofle. Bien souvent, on est obligé d'arracher la dent.

Des bains de bouche émollients (décoction chaude de racine de guimauve ou de têtes de pavots), des gargarismes antiseptiques calment les douleurs de la *fluxion* et en amènent souvent la résolution. Elle augmente au contraire et tend à s'ouvrir à la surface de la peau par l'application de cataplasmes. La fluxion n'empêche pas l'extraction de la dent, si elle est nécessaire; dans ce cas, le gonflement disparaît très rapidement.

Quand il y a contracture des mâchoires *(trismus)*, l'extraction s'impose, surtout quand la carie affecte la dent de sagesse.

L'Obturation des dents.

On vient de voir comment on prépare la dent pour l'obturer ou la « plomber ». Nous ne pouvons entrer dans les détails techniques de la restauration des dents; toutefois, il n'est pas sans intérêt d'examiner les qualités et les défauts des divers produits employés dans l'obturation.

A vrai dire, la matière *idéale* n'existe pas. Chaque produit a sa valeur propre, qui ne donne son maximum que dans des circonstances bien déterminées. C'est ainsi que l'or conviendra dans tel cas, alors que le simple ciment sera préférable dans tel autre. L'habileté du praticien, la situation de la cavité à remplir, des considérations d'esthétique, suivant que la dent est plus ou moins visible, décideront du choix.

Nous disons que l'obturateur idéal n'existe pas, et cela est exact, mais il est certaines qualités indispensables sans lesquelles une matière ne saurait être rangée parmi celles propres à cet usage.

C'est ainsi que la substance employée doit être suffisamment solide pour résister aux chocs de la mastication.

La salive devra être sans action sur elle. La couleur non plus ne sera pas indifférente, car certaines obturations trop visibles enlaidissent une bouche. Elle ne sera pas trop coûteuse, afin que le produit reste accessible à toutes les bourses.

Si l'obturateur est rétractile, il laissera les bactéries pénétrer à nouveau dans la dent ; si, au contraire, il est extensible, il fera sauter par sa poussée les couronnes trop minces. Il est nécessaire, enfin, qu'il soit mauvais conducteur de la chaleur ; autrement, placé comme il sera près du nerf dentaire, il lui communiquera fidèlement toutes les variations de la température, — et on sait combien les alternatives de chaud et de froid provoquent de rages de dents.

Aucune des matières employées jusqu'à ce jour ne réunit à elle seule toutes ces conditions. C'est aux dentistes à en faire le choix judicieux et à les combiner pour le plus grand bien de leurs clients.

Les principales matières servant à l'obturation des cavités dentaires sont les ciments, les amalgames, l'or, la porcelaine et la gutta-percha.

Les ciments. — Ils ne peuvent servir que d'obturateurs temporaires, parce qu'ils sont aisément attaqués par les alcalis de la salive, s'usent vite et se désagrègent sur les bords, laissant ainsi se produire des infiltrations de liquides ou de ferments alimentaires dans l'intérieur de la dent. De plus, les ciments deviennent visiblement laids dès la seconde année.

Les propriétés irritantes de l'oxychlorure de zinc en interdisent l'emploi dans les dents vivantes. Du reste, les ciments à l'oxychlorure sont de plus en plus abandonnés et remplacés par les ciments à l'oxyphosphate.

Les ciments sont souvent employés comme fixatifs — de la porcelaine, par exemple.

Les amalgames. — Ce sont des alliages de divers métaux (or, argent, platine, cuivre, étain, etc.), triturés avec du mercure. Le retrait de l'amalgame, grâce aux plus récents perfectionnements, est à peu près insignifiant. Seulement, s'il constitue une matière obturatrice très durable qui peut être employée dans le fond de la bouche, sa couleur en interdit l'emploi pour toutes les dents visibles.

Une fois dans la bouche, les amalgames noircissent et déteignent même sur les autres dents et la gencive. En outre, ils ont l'inconvénient d'être bons conducteurs de la chaleur.

L'or. — C'est le roi de tous les obturateurs, comme il est le roi des métaux; c'est lui qui, bien employé, donne les résultats les plus sûrs et présente les avantages les plus nombreux. Par sa dureté, il résiste à tous les efforts de la mastication; il ne se laisse pas entamer par la salive et ne change ni de couleur, ni de forme.

Pourtant, il présente, lui aussi, certains désavantages. D'abord, il est coûteux. S'il s'agit d'une petite carie, son emploi est tout indiqué; mais quand on aura affaire à une cavité étendue, les conditions inhérentes à son emploi mettent vraiment à bout la bonne volonté du patient.

Pour qu'une aurification soit bonne, il faut que la cavité à remplir soit parfaitement sèche. Ensuite on introduit de petits cylindres d'or formés par l'enroulement d'une feuille. Ces petits cylindres sont passés sur une flamme qui les recuit et rend l'or adhésif. Quand la cavité a été ainsi remplie par un nombre suffisant de petits cylindres, on les tasse avec un petit maillet. C'est là une opération très délicate, car le moindre défaut dans le tassement risque de produire une nouvelle poussée de carie.

On peut surtout reprocher à l'or sa couleur : il brille et étincelle dans la bouche et ne s'harmonise qu'avec les blonds. Chez les bruns, on ne doit jamais aurifier les dents du devant.

Enfin, on lui a reproché d'être trop bon conducteur, mais il est aisé de remédier à cet inconvénient : s'il se trouve presque en contact avec la pulpe, il suffit d'interposer entre elle et le métal une légère couche de ciment.

On peut aussi pratiquer l'obturation en ajustant dans la cavité de la dent un bloc d'or préparé de la façon suivante :

On prend le moulage de la cavité avec de la cire. Ce moulage est recouvert de plombagine, puis on dépose dessus, par la galvanoplastie, une couche de cuivre. Lorsque la cire a été enlevée par la chaleur, on a une matrice en cuivre reproduisant parfaitement la cavité à combler. Sur cette matrice on construit une obturation en cire. Celle-ci est noyée dans du plâtre, puis chassée en portant le plâtre au rouge. Dans le creux ainsi formé, on coule sous pression de l'or en fusion. On laisse refroidir; le bloc d'or est mis sur le modèle en cuivre, retouché et fini. On introduit dans la cavité du ciment clair, le bloc est mis en place, l'excès de ciment s'écoule sur les bords et est soigneusement enlevé, et le bloc se trouve ainsi solidement fixé.

Ce procédé est très délicat et demande de la part du praticien une habileté consommée ; mais on est récompensé de sa peine par le résultat obtenu.

Nous avons décrit cette aurification avec quelque détail afin de montrer comment le dentiste sait appliquer à son art les procédés de la métallurgie.

La porcelaine. — On l'emploie tout particulièrement pour les caries des dents antérieures et pour les larges cavernes des molaires et des prémolaires, où le travail d'aurification serait trop fatigant.

Par ses teintes variées, que l'on choisit en rapport avec celle de la dent, la porcelaine a le très grand avantage d'être presque complètement invisible.

Voici de quelle façon l'on procède :

On commence par prendre le moulage de la cavité à l'aide d'une mince feuille de platine ou d'or étendue avec soin dans la cavité et épousant exactement toutes ses formes.

Puis, retirant ce petit gabarit, on le dépose sur une substance réfractaire ; on tasse dedans de la poudre de porcelaine de couleur voulue et on le porte au four électrique.

Après cuisson, on enlève la feuille d'or. Il ne reste plus qu'à fixer le petit bloc de porcelaine, qui entre exactement dans la cavité, et que l'on fixe au moyen d'un peu de ciment déposé au fond de celle-ci.

La gutta-percha. — Si la gutta-percha a le très grave inconvénient de ne pas résister à la mastication, elle a du moins l'avantage d'être insoluble dans les liquides de la bouche. On s'en sert pour l'obturation des canaux et des cavités qui ne sont pas en contact avec la surface masticatrice. On l'emploie pour les obturations chez les enfants et les vieillards.

La Prothèse dentaire.

L'examen des divers procédés d'obturation nous conduit naturellement à la *prothèse dentaire,* c'est-à-dire aux moyens imaginés par l'art pour remplacer les dents absentes.

Couronnes artificielles. — Les dents ou couronnes artificielles sont soit en or, soit en porcelaine. Elles sont ajustées aux racines par l'intermédiaire d'un pivot pour les couronnes en porcelaine, d'une bande pour celles en or.

Pour pouvoir supporter une couronne artificielle, la racine doit être soigneusement préparée. Si la pulpe est encore vivante, il faut la détruire ; on enlève ensuite les parties cariées de la racine, on nettoie et on obture le canal radiculaire. On enlève avec la scie et la pince coupante ce qui reste de la couronne, puis on égalise la base de la racine au moyen de meules circulaires, cylindriques ou coniques. A l'aide de forets, on prépare le canal de la racine destiné à loger le pivot. La préparation de la base pour les couronnes en or est plus compliquée et parfois douloureuse. Quand on a affaire à des racines très cariées et fragiles, on les consolide par une obturation d'amalgame.

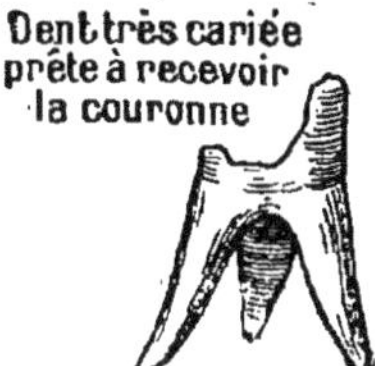

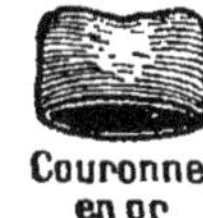

Fig. 25.

Couronnes à pivot. — Ce sont les plus employées. Elles sont formées d'une plaque sur laquelle est soudée la dent et d'un pivot qui est enfoncé dans la racine le plus profondément possible. Les dents de porcelaine à pivot se recommandent par leurs qualités esthétiques, leur durée, leur ajustement parfait à la base de la racine et leur convenance aux racines vigoureuses.

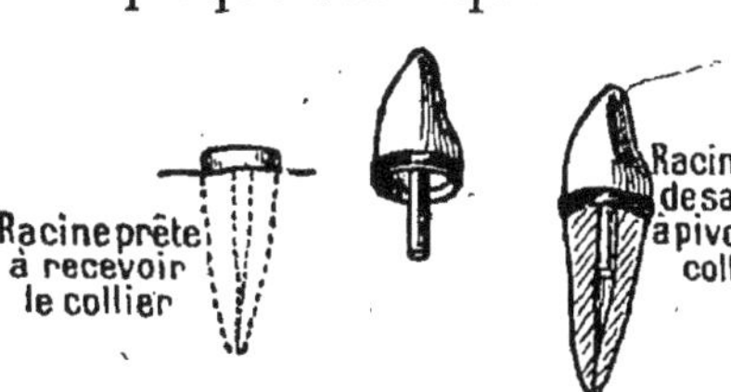

Fig. 26.

Pour les molaires et les prémolaires, on emploie la couronne dite *à pivot et à collier*.

Les *couronnes en or* sont employées pour les dents du fond de la bouche. Elles sont creuses ou pleines et s'adaptent à la dent naturelle par une bague en or qui s'enfonce sur le pourtour de la racine et pénètre légèrement sous la gencive.

Les *couronnes à gaine*, formées d'un collier et d'une face de porcelaine, sont également employées.

Appareil à pont. — Cet appareil, qui paraît avoir

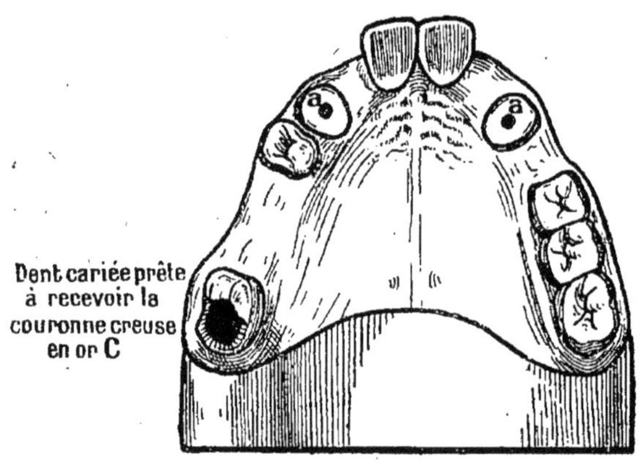

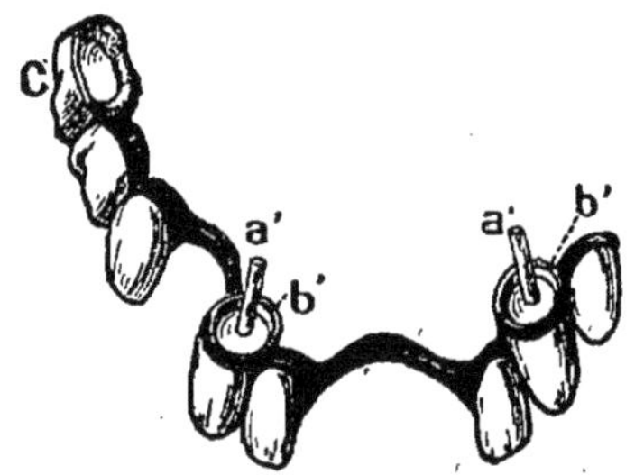

Fig. 27. — Mâchoire à laquelle il manque 7 dents, remplacées par un *bridge-work* fixe.
aa, racines prêtes à recevoir chacune un pivot et un collier *a' b'*

été connu dans l'antiquité, est appelé aussi le *bridge-work* et supplée à l'absence de toute une surface masticatrice. Il porte plusieurs couronnes artificielles et s'appuie sur deux ou plusieurs dents normales. Le bridge est soit *fixe* (c'est-à-dire qu'il ne peut être retiré que par le dentiste), soit *amovible* et pouvant être enlevé par le porteur.

Le bridge est l'un des appareils les plus précieux de la prothèse dentaire. Il supprime les plaques, les crochets et ne donne par conséquent point lieu aux caries et aux érosions que ces derniers provoquent parfois. Il ne gêne pas les mouvements de la langue, n'altère pas le goût, ne modifie pas la voix, n'irrite pas la muqueuse, ne gêne pas la mastication, comme le font souvent les appareils à plaques. Cependant le bridge est loin de convenir à tous les cas et son emploi inconsidéré est la cause du discrédit dans lequel on le tient depuis quelque temps. On ne peut se servir de l'appareil à pont quand on ne dispose pas de piliers (ce sont les dents naturelles qui le supportent) suffisamment solides, lorsque sa surface est trop étendue pour le nombre de ces piliers, quand on a affaire à des bouches mal entretenues.

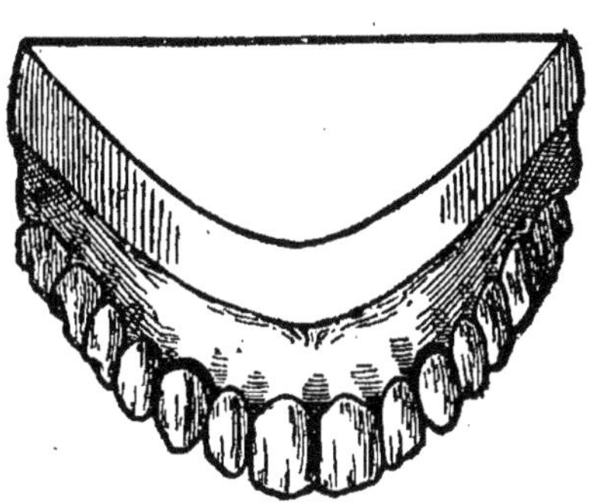

Fig. 28. — Le *bridge-work* vu en place.

Le bridge fixe est une extension de la dent à pivot. En effet, il prend un solide point d'appui sur deux ou plusieurs racines par l'intermédiaire d'un pivot. L'intervalle qui existe entre ces supports est occupé par une ou plusieurs couronnes artificielles réunies entre elles.

Les appareils à plaques. — Le dentier est composé d'une plaque ou base qui supporte des dents artificielles. La plaque est soit en caoutchouc, soit en or. Le caoutchouc forme des plaques légères, solides, faciles à réparer, admirablement adaptées aux arcades dentaires, imperméables aux liquides et sans action nuisible sur les dents naturelles. Malheureusement, leur épaisseur contribue à altérer la voix, leur nettoyage est malaisé, elles irritent la muqueuse et les gencives et peuvent produire jusque sur la muqueuse laryngienne ou pharyngienne une affection caractérisée par des granulations rougeâtres et dénommée *maladie du caoutchouc*.

L'or constitue la monture idéale, surtout pour les dentiers partiels. On lui donne une épaisseur de 3 à 5 dixièmes de millimètre.

Les dents artificielles, dont la teinte et la forme doivent s'harmoniser avec les dents naturelles, sont composées de silice, de feldspath et de kaolin et colorées par des oxydes métalliques.

Les dentiers sont retenus dans la bouche soit par l'adhérence parfaite de la plaque à la muqueuse buccale, procédé de rétention employé pour les appareils complets; soit, pour les dentiers partiels, au moyen de pivots fixés dans les racines restantes et surtout de *crochets*. Ces derniers sont en or, — trois fois plus épais que la plaque, — et s'adaptent sur la portion la plus riche en émail des couronnes naturelles. On les fixe en général aux prémolaires ou aux premières molaires; on n'utilise comme points d'appui les incisives ou les canines que lorsqu'il est impossible de faire autrement. On n'emploie presque plus, même pour les dentiers complets, les *ressorts*, qui blessent la muqueuse des joues, compromettent le fonctionnement de l'appareil et constituent un véritable garde-manger.

La perfection d'un appareil de prothèse dépend du dentiste plus que du mécanicien. La difficulté de l'opération réside en effet dans la prise de l'empreinte. Au moyen de cire paraffinée, de gutta-percha, de godiva (mélange de cire, de résine et de gutta) et principalement de plâtre, on reproduit en creux la forme des arcades dentaires, du palais, du plancher de la bouche, et celle de l'articulation de la mâchoire ou des dents supérieures avec la mâchoire ou les dents inférieures. Il faut dire aussi que le patient contribue beaucoup, par sa docilité aux ordres du praticien, à la réussite de la prise de l'empreinte. L'essai de l'appareil a également une grande importance et il convient de le pratiquer avec le plus grand soin. Bien des fois on renonce à porter un dentier parce que les dents des deux mâchoires ne se correspondent pas, que l'appareil tombe, etc.; il suffirait de quelques retouches, de limer ou de serrer les crochets, pour remettre tout en état.

La construction, l'essai, la pose des *dentiers* partiels ou totaux sont des questions trop exclusivement techniques et ne rentrent pas dans notre sujet.

Il est superflu de dire qu'avant toute opération de prothèse, il est nécessaire de débarrasser de leur tartre les dents restantes, d'obturer celles qui sont cariées, de traiter les racines et de pratiquer les extractions indispensables.

L'utilité de la prothèse. — Nous sommes suffisamment instruits de l'importance de la mastication dans l'acte digestif pour n'avoir pas besoin d'insister longuement sur l'utilité des appareils de prothèse. Toute dent absente crée un point faible dans notre machine digestive. Chaque dent, on ne l'a pas oublié, a une fonction bien déterminée, dans laquelle une dent voisine ne saurait la remplacer que très imparfaitement. La division du travail est la caractéristique du rang élevé de l'espèce dans l'échelle des êtres, de même qu'elle est la marque du degré de civilisation d'une société. Tant que l'évangile végétarien ne se sera pas imposé et que l'homme s'adonnera à un régime omnivore, il aura besoin d'incisives, de canines et de molaires. Avec un bord alvéolaire sans dents, on ne mâche pas, quelque tranchant qu'il devienne après la perte des dents ou leur extraction. Des mâchoires dégarnies ne sont pas seulement une offense pour l'esthétique, mais l'estomac, mais l'économie tout entière en pâtit et il est indispensable de les remeubler. Les produits de la prothèse dentaire sont, plus encore que des appareils d'embellissement, des éléments de restauration vitale.

Quant aux inconvénients, aux désagréments qui résultent du port d'un appareil, ils n'existent pas si cet appareil est bien conditionné, si la prise de l'empreinte et l'essai ont été faits avec tous les soins désirables et que le dentier ou le bridge sont parfaitement entretenus.

Rappelons, en effet, que la présence dans la bouche d'un appareil de prothèse, bridge ou dentier, favorise la stagnation des aliments et, par suite, les infections locales et intestinales. On doit alors redoubler de soins de propreté, maintenir et la bouche et l'appareil dans le plus parfait état d'asepsie.

La greffe dentaire. — C'est l'implantation d'une dent naturelle dans une alvéole vide. Cette méthode, inventée au XVIIIe siècle, a été fort à la mode il y a quelques années; mais elle a donné lieu à de tels mécomptes qu'elle est de plus en plus abandonnée. La transplantation à un sujet d'une dent enlevée à un autre individu est condamnée par suite des dangers de contamination auxquels elle expose; elle a d'ailleurs contre elle des objections d'ordre moral encore plus graves.

On ne pratique plus guère que la réimplantation des dents extraites dans un but thérapeutique : dents cariées ou saines, car, ainsi que nous l'avons vu, on est obligé dans des cas exceptionnels de sacrifier une dent intacte, soit pour faire de la place à la dent de sagesse, soit pour corriger certaines anomalies, etc. Quand on a affaire à une dent saine, on la replante immédiatement. S'il s'agit d'une dent cariée, il faut d'abord la nettoyer, l'aseptiser et l'obturer. Ceci fait, on la pousse dans l'alvéole par une pression lente et continue. On peut la maintenir au moyen d'une ligature fixée aux autres dents. La dent greffée reprend au bout de six ou huit jours.

Mais le plus souvent la suppuration de l'alvéole vient faire échouer l'opération. Même lorsqu'elle réussit, il est rare que la dent ainsi réimplantée habite l'alvéole plus de quelques mois. On a cependant noté des greffes qui ont persisté huit et dix ans.

L'Anesthésie dentaire.

L'invention des anesthésiques a permis au dentiste de pratiquer des opérations regardées comme impossibles il y a un demi-siècle à peine. Anesthésiques locaux, anesthésiques généraux, nous possédons un véritable arsenal de ces substances bienfaisantes, et chaque jour on découvre de nouveaux moyens de combattre la douleur.

Parmi les anesthésiques locaux, les plus employés sont le chlorure d'éthyle et la cocaïne.

Le *chlorure d'éthyle,* dérivé de l'alcool de vin, agit par le froid intense que provoque son évaporation.

Le *chlorhydrate de cocaïne* produit une anesthésie de dix à quinze minutes. Son emploi a donné lieu au début à quelques accidents fâcheux, mais qui ont appris aux praticiens à manipuler avec prudence ce produit délicat et instable, à veiller au dosage de la solution et à sa pureté, à ne l'administrer qu'après avoir pris toutes les précautions nécessaires.

L'*anesthésine*, l'*eucaïne* et la *stovaïne* sont d'excellents succédanés de la cocaïne.

L'anesthésique général de courte durée est le *protoxyde d'azote* ou *gaz hilarant*. C'est le plus anciennement employé et l'un des plus inoffensifs. Malheureusement, l'insensibilité qu'il provoque dure à peine une minute.

On se sert aussi de chlorure d'éthyle pour obtenir une anesthésie générale d'une courte durée.

La brève anesthésie provoquée par le protoxyde d'azote ou le chlorure d'éthyle suffit en général pour les interventions que requièrent les gros abcès alvéolaires, les décollements et les fistules des gencives, l'arthrite alvéolo-dentaire; grâce à elle on peut extraire jusqu'à huit dents ou arracher une dent de sagesse. Mais quand on a affaire à des complications infectieuses de la carie, qu'il faut pratiquer en une séance dix, quinze, vingt extractions, enlever une dent de sagesse inférieure dont la poussée se complique de contracture de la mâchoire, on est obligé d'avoir recours aux agents de la grande anesthésie, le chloroforme ou l'éther.

Le *chloroforme* qui, en chirurgie, compte à son passif une mort sur deux mille cas, n'a pour ainsi dire jamais produit de résultat funeste entre les mains des dentistes. Cette innocuité tient évidemment au fait que les opérations dentaires exigent une narcose moins profonde.

L'*éther*, dont le pouvoir anesthésique a été découvert par le dentiste Morton (de Boston), en 1848, quatre ans avant l'emploi du chloroforme, convient aux personnes nerveuses et à celles atteintes de troubles cardiaques. Il a pourtant l'inconvénient d'irriter les muqueuses et de provoquer les hémorragies.

Récemment on est arrivé à obtenir, avec le chlorure d'éthyle à l'état gazeux, des anesthésies aussi prolongées qu'avec le chloroforme et l'éther.

Infiniment moins toxique que l'éther et le chloroforme, le chlorure d'éthyle s'élimine rapidement. Le réveil est très prompt et n'est pas suivi de la prostration, des migraines et des vomissements qui accompagnent presque constamment l'anesthésie chloroformique et l'éthérisation. Durant le sommeil, les accidents sont rares et on en a facilement raison par quelques manœuvres de respiration artificielle.

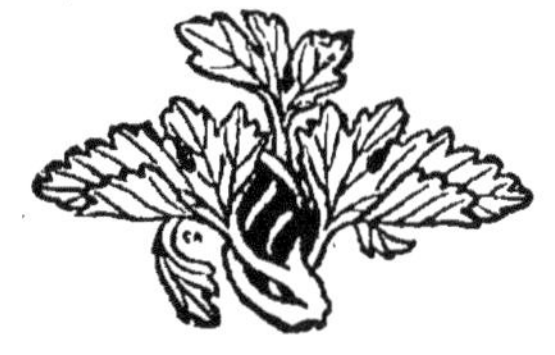

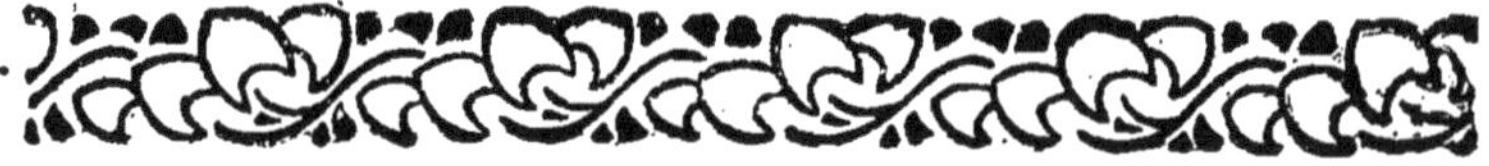

INDEX-LEXIQUE

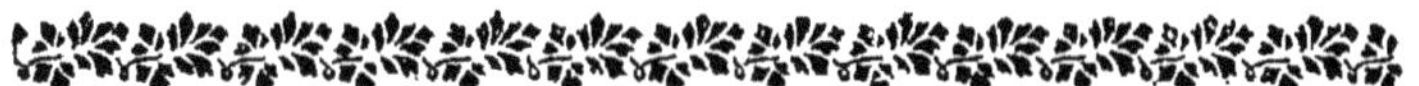

TABLE DES MATIÈRES

Paris. — Imp. LAROUSSE, 17, rue Montparnasse.

Bibliothèque Larousse

LITTÉRATURE (Suite)

Daudet, par P. et V. MARGUERITTE, G. GEFFROY, etc. Vie de Daudet et étude de son œuvre (nombreux extraits). 4 grav. Broché, **0** fr. **75**; rel. toile. **1** fr. **05**

Schiller, par Charles SIMOND, lauréat de l'Académie française. Vie de Schiller et étude de son œuvre (nombreux extraits). 4 grav. Br., **0** fr. **75**; rel. t. **1** fr. **05**

Gœthe, par Charles SIMOND. Vie de Gœthe et étude de son œuvre (nombreux extraits). 4 gravures. Broché, **0** fr. **75**; relié toile. . . . . **1** fr. **05**

Tolstoï, par OSSIP-LOURIÉ, lauréat de l'Institut. Vie de Tolstoï et étude de son œuvre (nombreux extraits). 4 grav. Broché, **0** fr. **75**; relié toile. **1** fr. **05**

Ibsen, par OSSIP-LOURIÉ, lauréat de l'Institut. Vie d'Ibsen; son œuvre (nombreux extraits); l'*ibsénisme*. 4 gravures. Broché, **0** fr. **75**; relié toile. **1** fr. **05**

Littérature anglaise, par W. THOMAS. 56 gr. Br., **1** fr. **20**; rel. t. **1** fr. **50**

Histoire de la Littérature russe, par Louis LEGER, membre de l'Institut. Nombreuses gravures. Broché, **0** fr. **75**; relié toile . . . . **1** fr. **05**

BEAUX-ARTS

Rembrandt, par Auguste BRÉAL. Vie de Rembrandt et étude de son œuvre. 24 gravures. Broché, **1** fr. **20**; relié toile . . . . **1** fr. **50**

L'Art à l'École, par Ch.-M. COUYBA, sénateur, et les membres du Comité de la *Société nationale de l'Art à l'École.* 70 grav. Broché, **1** fr. **20**; relié toile. **1** fr. **50**

HISTOIRE ET GÉOGRAPHIE

Histoire de Russie, par Louis LEGER, membre de l'Institut. 12 gravures, 2 cartes. Broché, **0** fr. **75**; relié toile. . . . . **1** fr. **05**

Géographie rapide de l'Europe, par O. RECLUS. 16 gravures, 1 carte. Broché, **1** fr. **20**; relié toile. . . . . **1** fr. **50**

SCIENCES PURES ET APPLIQUÉES

La Définition de la Science, entretiens philosophiques, par F. LE DANTEC, chargé de cours à la Sorbonne. 88 gravures. Broché, **1** fr. **20**; relié toile. **1** fr. **50**

La Photographie des couleurs, par COUSTET. 22 gr. Br., **0** fr. **75**; rel. t. **1** fr. **05**

Les Alliages métalliques, par HÉMARDINQUER. 9 gr. Br., **0** fr. **50**; rel. t. **0** fr. **75**

La Voix professionnelle, par le Dr P. BONNIER. Leçons pratiques de physiologie appliquée aux carrières vocales, enseignement, barreau, théâtre (cours du théâtre Réjane 1907-1908). 39 grav. Broché, **2** fr.; relié toile. . . . **2** fr. **50**

MÉDECINE ET HYGIÈNE

L'Œil : hygiène, maladies, traitement, par le Dr VALUDE, médecin de la clinique nationale des Quinze-Vingts. 54 grav. Broché, **1** fr.; rel. toile. **1** fr. **30**

L'Oreille : hygiène, maladies, traitement, par le Dr M.-A. LEGRAND. 74 gravures. Broché, **1** fr. **20**; relié toile . . . . **1** fr. **50**

La Peau et la Chevelure : hygiène, maladies, traitement, par le Dr M.-A. LEGRAND. 65 gravures. Broché, **1** fr. **20**; relié toile. . . . . . **1** fr. **50**

L'Estomac : hygiène, maladies, traitement, par le Dr M.-A. LEGRAND. 14 gravures. Broché, **1** fr.; relié toile. . . . . **1** fr. **30**

Pour élever les nourrissons, par le Dr GALTIER-BOISSIÈRE. Conseils pratiques à l'usage des jeunes mères. 62 grav. Broché, **0** fr. **90**; relié toile **1** fr. **20**

Pour préserver des maladies vénériennes, par le Dr GALTIER-BOISSIÈRE. 34 gravures. Broché, **0** fr. **75**; relié toile. . . . . **1** fr. **05**

Envoi franco contre mandat-poste (pour l'étranger ajouter 20 cent. par vol.).

Bibliothèque Larousse

VIE SOCIALE ET DROIT USUEL

Entre locataires et propriétaires, par D. MASSÉ. Guide pratique de droit usuel en matière de location. Broché, 1 fr. 20; relié toile . . . . . . 1 fr. 50

Ce que la loi punit, par René GUYON. Code pénal expliqué. Broché. 0 fr. 90 Relié toile. . . . . 1 fr. 20

Les Assurances, par E. ADAM. Guide pratique. Br., 0 fr. 75; rel. t. 1 fr. 05

Les Accidents du travail, par Louis ANDRÉ. Exposé pratique de la législation actuelle et de ses conséquences. Broché, 0 fr. 90; relié toile. . 1 fr. 20

Assistance aux vieillards, aux infirmes, aux incurables. Guide pratique à l'usage des fonctionnaires départementaux, etc. Br., 1 fr. 20; rel. toile. 1 fr. 50

Code municipal, par Max LEGRAND. Manuel clair et commode à l'usage des maires, adjoints, secrétaires de mairie, etc. Br., 1 fr. 20; relié toile 1 fr. 50

AGRICULTURE

Routine et progrès en agriculture, par Ch. DUMONT. Excellent ouvrage à répandre parmi les petits et moyens cultivateurs. 92 gr. Br., 1 fr. 80; rel. 2 fr. 25

Le Jardin de l'instituteur, de l'ouvrier et de l'amateur, par P. BERTRAND. Manuel pratique de jardinage. 60 grav. et 9 pl. Br., 1 fr. 20; rel. t. 1 fr. 50

Le Verger de l'instituteur, de l'ouvrier et de l'amateur, par P. BERTRAND. 193 gravures. Broché, 1 fr. 20; relié toile. . . . . 1 fr. 50

Le Bétail, par Marcel VACHER, membre du Conseil supérieur de l'Agriculture. Amélioration et reproduction. 10 grav. Broché, 0 fr. 75; relié toile . . 1 fr. 15

Le Porc, par Marcel VACHER. 10 gravures. Br., 0 fr. 75; rel. toile 1 fr. 15

Améliorations du sol (*I. Drainage et irrigations*), par M. ABADIE, prof. à l'École nat[le] d'agriculture de Rennes. 95 grav. Br., 0 fr. 90; relié toile 1 fr. 20

Des fourrages verts toute l'année, par H. COMPAIN, chef de culture à l'École nationale de Grignon. 44 gravures. Broché, 0 fr. 90; relié toile. 1 fr. 20

CONNAISSANCES PRATIQUES

Défends ton argent, par Gustave SOREPH. Conseils pratiques pour éviter les pièges tendus à l'épargne. 4 gravures. Broché, 0 fr. 90; relié toile. . . 1 fr. 20

La Cuisine à bon marché, par Mme J. SÉVRETTE. 300 recettes pratiques. Broché, 0 fr. 90; relié toile. . . . . 1 fr. 20

Le Guide mondain, par la Ctesse DE MAGALLON. Art moderne du savoir-vivre. Broché, 0 fr. 90; relié toile . . . . 1 fr. 20

Le Passe-temps des mois, par V. DELOSIÈRE. Mémento des diverses occupations à toutes les époques de l'année. 111 grav. Br., 0 fr. 75; relié t. 1 fr. 05

La Maison fleurie, par F. FAIDEAU. Guide pratique de décoration florale. 61 gravures. Broché, 0 fr. 90; relié toile . . . . 1 fr. 20

Le Dessin de l'artisan et de l'ouvrier, par CHEVRIER. Manuel pratique à l'usage des ouvriers, contremaîtres, etc. Nombr. grav. Br., 0 fr. 75; rel. t. 1 fr. 05

Pour former un tireur, par VIOLET et VOULQUIN (publié sous le patronage de l'*Union des Sociétés de tir de France*). 38 gr. Br., 0 fr. 75; rel. toile. 1 fr. 05

Frontières françaises, forts, camps retranchés, par G. VOULQUIN, avec introduction de P. BAUDIN, député. *Trois volumes* illustrés de nombreuses gravures et cartes. Chaque volume, broché, 1 fr. 20; relié toile. . . . . 1 fr. 50

Envoi franco contre mandat-poste (pour l'étranger ajouter 20 cent. par vol.).

Tous ceux qui lisent, tous ceux qui étudient ont besoin d'un

Petit Larousse illustré

Magnifique volume de 1 664 pages (format 13,5 × 20), 5 800 gravures, 680 portraits, 130 tableaux encyclopédiques dont 4 en couleurs, 120 cartes dont 7 en couleurs. — Relié toile, fers spéciaux de E. GRASSET, en trois tons. **5** francs.
En reliure peau, très élégante . . . . **7 fr. 50**

(1 franc en sus pour frais d'envoi dans les localités non desservies par le chemin de fer, et à l'étranger.)

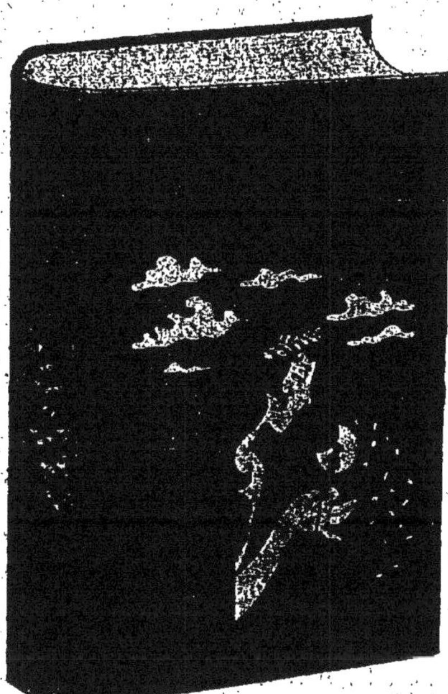

Réduction
du *Petit Larousse illustré* (13,5 × 20).

Le *Petit Larousse illustré* est unanimement reconnu comme le meilleur, le plus complet et le plus pratique de tous les dictionnaires manuels. Il contient plus de matières, des informations plus nombreuses, des développements encyclopédiques plus abondants, une illustration plus riche et plus strictement documentaire qu'aucun des ouvrages similaires, même d'un prix plus élevé. Divisé en trois parties (LANGUE FRANÇAISE, — LOCUTIONS LATINES ET ÉTRANGÈRES, — HISTOIRE ET GÉOGRAPHIE), il renferme : le *vocabulaire complet* de la langue, avec de nombreux exemples à l'appui des définitions, les sens divers de tous les mots, la *prononciation figurée* de tous ceux qui offrent quelque difficulté ; la *grammaire ;* les *étymologies ;* les *synonymes* et *antonymes ;* les *proverbes, locutions proverbiales* et *expressions diverses ;* de nombreux *développements encyclopédiques* (droit, médecine usuelle, beaux-arts, sciences, etc.); des *résumés historiques, géographiques, biographiques, mythologiques ;* des *notices bibliographiques* sur les principaux ouvrages de toutes les littératures; la *monographie des œuvres d'art célèbres ;* les *types et personnages littéraires et sociaux,* etc. C'est un ouvrage indispensable dans la famille et on le consultera toujours avec profit pour les mille renseignements dont on a journellement besoin ; il sera tout particulièrement précieux aux jeunes gens pour leurs études par la richesse de sa documentation et le caractère instructif de son illustration. (*Plus de 500 000 exemplaires vendus à ce jour.*)

Envoi franco au reçu d'un mandat-poste.

Dictionnaires divers

Dictionnaire usuel de Droit, par Max LEGRAND, avocat. Un volume in-8° de 840 pages, illustré de 15 gravures et 3 cartes. 8e mille. Broché. **7 fr. 50**
Relié toile . . . . **9 francs.**
Supplément. 60 pages. Broché. . . . . **1 franc.**

Rédigé dans un esprit essentiellement pratique, ce dictionnaire met à la portée de tous ce qu'il peut être utile de savoir en matière juridique, sous une forme aussi claire et accessible que possible, et l'ordre alphabétique en rend en outre la consultation infiniment plus commode que celle d'un code. Il est superflu d'insister sur les services qu'un ouvrage ainsi conçu peut rendre à chacun dans la conduite de ses affaires : ce sera en particulier un guide des plus précieux toutes les fois qu'on aura un contrat à passer, un procès à intenter ou à soutenir, ou simplement quelque formalité administrative ou judiciaire à remplir. Un appendice placé à la fin du volume donne la formule d'un certain nombre d'actes d'une application courante ; reconnaissance, procuration, baux, etc.

Dictionnaire illustré de Médecine usuelle, par le Dr GALTIER-BOISSIÈRE (Ouvrage honoré de souscriptions des ministères de l'Instruction publique et de la Guerre). Un volume in-8° de 576 pages, 849 gravures, photographies, radiographies, 4 cartes, 4 pl. en couleurs. 30e mille. Broché, **6 fr.** ; relié toile. **7 fr. 50**

Voici un ouvrage qui sera précieux dans la famille. Médications et traitements divers, description des organes, hygiène préventive et curative, pharmacie de ménage, soins spéciaux aux mères et aux enfants, accidents, empoisonnements, falsifications, etc., tout y est exposé avec une clarté remarquable et un sens pratique sur lequel on ne saurait trop insister dans un livre de ce genre. Un développement étendu a été donné en particulier à la médication par l'eau chaude ou froide, par la gymnastique française ou suédoise, par le massage, par l'électricité, par les petits moyens de la médecine d'urgence sans drogue proprement dite ; à l'hygiène des exercices, comme le cyclisme, l'équitation, la chasse ; à l'hygiène professionnelle, etc.

Dictionnaire synoptique d'étymologie française, par H. STAPPERS, donnant la dérivation des mots usuels, classés sous leur racine commune et en divers groupes : latin, grec, langues germaniques, etc. Un volume in-12 de 960 pages. 5e édition. Relié toile . . . . **6 francs.**

Dans ce livre on trouvera, groupés d'une façon méthodique, tous les mots de la langue française de même provenance, qui, dans les autres dictionnaires, se trouvent forcément éparpillés d'après l'ordre alphabétique. On comprend quel intérêt présente cet ouvrage, tant au point de vue des recherches étymologiques qu'au point de vue de l'étude des mots.

Dictionnaire méthodique et pratique des rimes françaises, précédé d'un traité de versification, par Ph. MARTINON. Un volume petit in-12 de 300 pages. 3e édition. Relié toile. . . . . **2 fr. 50**

Ce dictionnaire offre des avantages considérables sur tous les ouvrages similaires, Outre que sa nouveauté le met au courant des derniers enrichissements de la langue, il se recommande par l'originalité de son plan, grâce auquel les rimes sont présentées d'une façon particulièrement pratique.

Envoi franco au reçu d'un mandat-poste.

Livres d'intérêt pratique

Pour choisir une carrière, par Daniel MASSÉ, juge de paix de Nogent-sur-Marne. Un vol. in-8° de XXXII-520 pages. 2ᵉ éd. Br., **4** fr. **50**; relié. t. **5** fr. **50**

Cet ouvrage se distingue de tous ceux qui ont déjà paru dans ce genre par la largeur de son plan et par une précision de renseignements à laquelle on n'avait pas encore atteint en pareille matière. On y trouvera, non seulement sur les professions administratives, libérales, commerciales et industrielles, mais même sur les métiers manuels, des indications aussi pratiques que détaillées.

Manuel du Commerçant, par E. SEGAUD, ancien président du Tribunal de commerce d'Arras. Un vol. in-8° de 320 pages. Broché, **3** fr. **50**; rel. t. **4** fr. **50**

Ce volume présente, sous une forme simple et commode à consulter, les diverses notions juridiques et pratiques d'un intérêt courant dans la vie commerciale. Dû à la plume d'un homme du métier, il rendra les plus grands services aux commerçants, qui auront avec lui sous la main la solution des mille cas qui peuvent journellement les embarrasser.

La Comptabilité commerciale, industrielle et domestique, avec notions sur le commerce, le crédit, les sociétés et la législation commerciale, par Gustave SOREPH. Un vol. in-8° de 270 pages. 2ᵉ édit. Br., **3** francs; rel. t. **4** francs.

Pour gérer sa fortune, par Pierre DES ESSARS. Conseils pratiques sur les placements de capitaux et les assurances. 3ᵉ édit. In-8°. Br., **2** fr. **50**; rel. **3** fr. **50**

Les Impôts, *guide pratique du contribuable*, par un PERCEPTEUR. In-8°, 160 pages. Broché . . . . **2** francs.

La Cuisine et la Table modernes. Ouvrage écrit spécialement pour la maîtresse de maison. In-8°, 500 pages, 600 gravures, dont 135 reproductions photographiques d'après nature. 12ᵉ mille. Broché, **5** francs; relié toile . . **6** fr. **50**

Cet ouvrage n'est pas un banal livre de cuisine; c'est un guide pratique dû à la collaboration d'hommes du métier et dans lequel on trouvera non seulement les recettes culinaires proprement dites, mais encore tout ce qu'une femme doit savoir sur l'hygiène de l'alimentation, le pain, les condiments, la viande, la volaille, le poisson, les légumes, les conserves, le matériel de cuisine, le service de table, etc. L'illustration, comme le texte, vise toujours le côté utilitaire, l'initiation pratique, et toute une série de photographies instantanées constituent entre autres un véritable enseignement par les yeux.

La Chasse moderne, *encyclopédie du chasseur*, due à la collaboration des personnalités les plus autorisées du monde cynégétique. In-8°, 700 pages, 438 gravures (dessins d'après nature et photographies instantanées), 24 tableaux synthétiques, 85 airs de chasse. 14ᵉ mille. Br., **7** fr. **50**; relié toile. . **10** francs.

La Pêche moderne, *encyclopédie du pêcheur*, due à la collaboration de spécialistes compétents. In-8°, 600 pages, 680 gravures, 32 tableaux synthétiques. 7ᵉ mille. Broché, **6** fr. **75**; relié toile . . . . **9** francs.

Herbier classique, par F. FAIDEAU. 50 plantes caractéristiques des principales familles analysées et décrites. Un volume in-8° de 140 pages, 162 gravures (dessins d'après nature et reproduct. photogr.). Br., **2** fr. **25**; relié . . **3** francs.

Envoi franco au reçu d'un mandat-poste

Bibliothèque rurale

HONORÉE DE NOMBREUSES SOUSCRIPTIONS DES MINISTÈRES DE L'INSTRUCTION PUBLIQUE ET DE L'AGRICULTURE (FORMAT IN-8°, 15 × 21)

L'Agriculture moderne, encyclopédie de l'agriculteur, par V. SÉBASTIAN. 560 pages, 700 gravures. Broché, **5** fr.; relié toile . . . . **6** fr. **50**
La Ferme moderne, par ABADIE. 390 grav. Br., **3** fr.; relié toile. **4** francs.
Prairies et Pâturages, par COMPAIN. 181 grav. Br., **3** fr.; relié. . **4** francs.
L'Arboriculture fruitière en images, par VERCIER. 101 pl. Br. **3** francs. Relié toile . . . . **4** francs.
Les Industries de la ferme, par LARBALÉTRIER. 160 gravures. Br. **2** francs. Relié toile. . . . . **3** francs.
Les Engrais au village, par H. FAYET. Broché, **2** fr.; relié toile. **3** francs.
L'Outillage agricole, par DE GRAFFIGNY. 240 gravures. Broché. . **2** francs. Relié toile. . . . . **3** francs.
La Basse-Cour, par TRONCET et TAINTURIER. 80 grav. Broché. **2** francs. Relié toile. . . . . **3** francs.
Le Bétail, par TRONCET et TAINTURIER. 100 grav. Br., **2** fr.; relié. **3** francs.
L'Arboriculture pratique, par TRONCET et DELIÈGE. 190 gr. Br. **2** francs. Relié toile. . . . . **3** francs.
La Viticulture moderne, par G. DE DUBOR. 100 gr. Br., **2** fr.; rel. t. **3** francs.
L'Apiculture moderne, par CLÉMENT. 153 grav. Br., **2** fr.; relié. **3** francs.
Le Jardin potager, par TRONCET. 190 grav. Br., **2** fr.; relié . . . **3** francs.
Le Jardin d'agrément, par TRONCET. 150 grav. Br., **2** fr.; relié. **3** francs.
Comptabilité agricole, par BARILLOT. Broché, **2** fr.; relié. . . . . **3** francs.
Élevage en grand de la volaille, par M. W. PALMER. 14 gr. Br. **1** fr. **50** Relié toile. . . . . **2** fr. **25**
Les Animaux de France, par CLÉMENT et TRONCET. 160 grav. Br. **2** francs. Relié toile . . . . **3** francs.
Écoles et cours d'Agriculture, par DUGUAY. 39 gravures. Br. . **1** franc.

Un périodique unique en France et à l'étranger.

Larousse mensuel illustré

Publié sous la direction de Claude AUGÉ et paraissant le premier samedi de chaque mois par numéros de 16 pages gr. in-4° (32 × 26) à 60 centimes, imprimés sur trois colonnes (48 colonnes) et illustrés de nombreuses gravures.

Abonnement d'un an : France, **6** francs; Étranger, **7** francs.

Le *Larousse mensuel* enregistre, dans l'ordre alphabétique, sous une forme documentaire et d'une façon absolument complète, toutes les manifestations de la vie contemporaine. Politique, commerce, industrie, lois nouvelles, pièces et livres nouveaux, œuvres d'art marquantes, découvertes scientifiques, etc., il embrasse intégralement le mouvement si complexe des faits et des idées à notre époque et, comme il condense en très peu d'espace une quantité de matières considérable, il permet de se tenir au courant de tout sans perte de temps et pour une dépense insignifiante.

Demander un numéro spécimen.

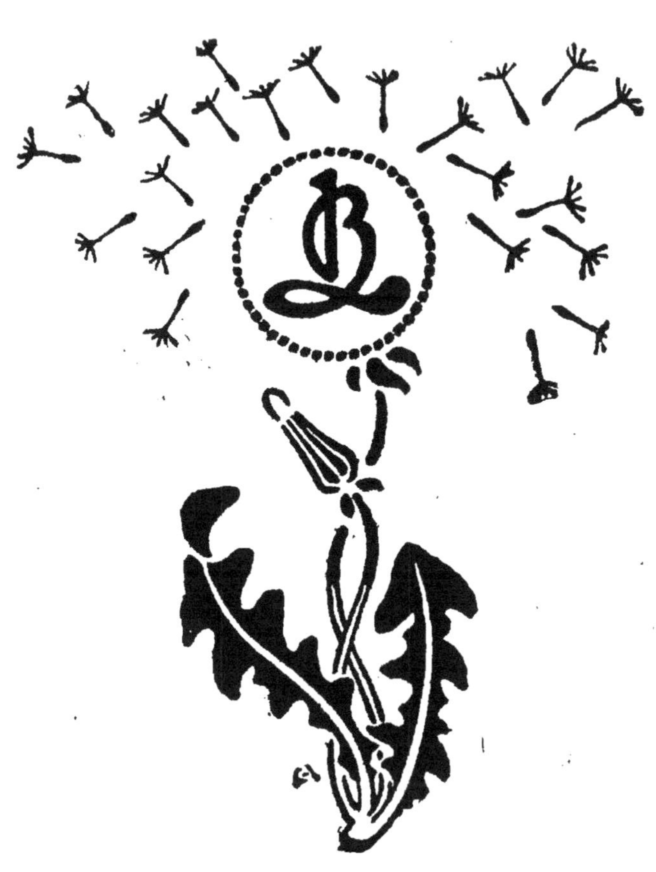

www.ingramcontent.com/pod-product-compliance
Ingram Content Group UK Ltd.
Pitfield, Milton Keynes, MK11 3LW, UK
UKHW021230230726
13926UKWH00003B/1357